湖南省创新型省份建设专项科普专题项目

QUANMIN DAJIANKANG 全民大健康 —— 家庭中医护理攻略

轻松度过更年期

——家庭中医护理攻略

丛书主编 罗尧岳

主编 彭小玉

中南大学出版社
www.csupress.com.cn

·长沙·

图书在版编目（CIP）数据

轻松度过更年期：家庭中医护理攻略／彭小玉主编.
—长沙：中南大学出版社，2022.11
（全民大健康：家庭中医护理攻略／罗尧岳主编）
ISBN 978-7-5487-4974-5

Ⅰ．①轻… Ⅱ．①彭… Ⅲ．①更年期综合征－中医学
－护理学 Ⅳ．①R248.9

中国版本图书馆 CIP 数据核字（2022）第 118456 号

轻松度过更年期——家庭中医护理攻略
QINGSONG DUGUO GENGNIAN QI——JIATING ZHONGYI HULI GONGLÜE

彭小玉　主编

□出版人	吴湘华		
□策划编辑	汪宜晔　陈海波　王雁芳		
□责任编辑	王雁芳		
□责任印制	李月腾		
□出版发行	中南大学出版社		
	社址：长沙市麓山南路	邮编：410083	
	发行科电话：0731-88876770	传真：0731-88710482	
□印　装	湖南鑫成印刷有限公司		

□开　本	880 mm×1230 mm 1/32	□印张 6	□字数 159 千字	
□版　次	2022 年 11 月第 1 版	□印次 2022 年 11 月第 1 次印刷		
□书　号	ISBN 978-7-5487-4974-5			
□定　价	32.00 元			

形神共养

康寿并存

熊继柏 二〇二二年首一日题

编 委 会

◇ **丛书主编**

　　罗尧岳(湖南中医药大学)

◇ **主　编**

　　彭小玉(湖南省中医药研究院附属医院)

◇ **副主编**

　　唐卫红(湖南省中医药研究院附属医院)

　　夏爱民(湖南省中医药研究院附属医院)

　　朱海利(湖南省中医药研究院附属医院)

◇ **编　委**(按姓氏音序排列)

　　陈孝邦(湖南中医药大学)

　　景奕瑄(湖南中医药大学)

　　林　静(湖南省中医药研究院附属医院)

　　刘健美(湖南省中医药研究院附属医院)

　　欧　严(湖南省中医药研究院附属医院)

　　彭小玉(湖南省中医药研究院附属医院)

　　谭晓茜(湖南省中医药研究院附属医院)

　　唐　蓉(湖南省中医药研究院附属医院)

　　唐卫红(湖南省中医药研究院附属医院)

　　田　珺(中南大学湘雅医院)

王　曼(天津市第一中心医院)

王　伟(湖南省中医药研究院附属医院)

吴琴静(湖南省中医药研究院附属医院)

夏爱民(湖南省中医药研究院附属医院)

徐清玲(湖南省中医药研究院附属医院)

颜　敏(湖南省中医药研究院附属医院)

张佳慧(湖南省中医药研究院附属医院)

张　敏(湖南省中医药研究院附属医院)

张志业(湖南省中医药研究院附属医院)

朱海利(湖南省中医药研究院附属医院)

◇ 绘　图

蒋蓉莹(湖南省中医药研究院附属医院)

邹　莹(湖南中医药大学)

张曼曼(湖南中医药大学)

◇ 视频拍摄

黄　河(湖南中医药大学)

丛书序 *Preface*

　　中医药是中国古代科学的瑰宝，也是打开中华文明宝库的钥匙。习近平同志殷殷嘱托，"切实把中医药这一祖先留给我们的宝贵财富继承好、发展好、利用好"。国家中医药管理局、中央宣传部、教育部、国家卫生健康委、国家广电总局共同制定的《中医药文化传播行动实施方案（2021—2025 年）》明确指出，"到2025 年，中医药对中华文化传承发展的贡献度明显提高，作为中华文明瑰宝和钥匙的代表意义和传导功能不断彰显，成为引导群众增强民族自信与文化自信的重要支撑"。

　　家庭是社会的细胞，每个人一生中绝大多

数时间都是和家人一起度过。将中医护理应用于家庭，无论是对个人健康，还是对中医护理进一步向基层拓展，促进国家中医药事业发展，都具有十分重要的作用。因此，探寻中医药健康文化家庭普及的路径及策略，正当其时，且十分必要。家庭中医护理的目的是培养老百姓具备一定的中医药健康文化素养，在中医药基本理论指导下开展饮食、运动、睡眠、传统保健等方面的家庭自助式护理，提高人民健康水平。

为充分发挥中医药"简、便、廉、验"等特点，发挥中医护理在疾病预防、治疗、康复等方面的独特优势，促进中医护理进一步向家庭拓展，我们基于中医"治未病"的思想，按照人体生命全周期，以家庭自助式护理为核心，甄选出家庭常见健康问题、常见病症，精心编写了一套中医护理科普丛书，共6本图书：《好妈妈胜过好医生——婴幼儿家庭中医护理》《青春有"理"不迷茫——青少年家庭中医护理》《有中医好"孕"自然来——孕产妇家庭中医护理》《轻松度过更年期——家庭中医护理攻略》《中医助你过百寿——老年人家庭中医护理》《中医不是慢郎中——急救家庭中医护理》。"全民大健康——家庭中医护理攻略"的出版，是中医药文化传播的成果，也是护理工作者向《中华人民共和国中医药法》颁布5周年献上的一份礼物。

为创作兼具科学性和可读性的科普佳作，促进中医护理在家庭防病治病及康复中的推广，让读者一看就懂，懂了能用，丛书编委会严格筛选了一批常见病症，以临床案例为切入点，汇集临床常见问题并以一问一答的形式呈现，辅以精心原创的漫画、音频、视频等，尽可能将生涩的医学术语和深奥的中医理论直观、形象、有趣地表达。丛书出版将以纸质书、电子书、新媒体、微视频等相结合，通过二维码链接或配套出版发行。

普及中医养生健康生活方式，推广中医护理适宜家庭技术，促进中医药文化生活化，推动中医药文化更广泛地融入每个家庭，被更多群众认知和接受，是中医药教育者的初心和使命。探索建立中医药文化指导下的现代健康生活方式，努力实现中医药文化的创新发展，持续满足人民群众对日常保健、治病防病的需求，满足人民群众对美好生活的需求，是中医护理工作者的初心和使命。

星星之火，可以燎原。我们期待，中医护理延伸进千家万户，赋能广大人民群众健康地生活，健康地老去；我们期待，"信中医、爱中医、用中医"渐成更多人的习惯；我们期待，更多的人成为中医药文化的受益者、传播者。

是为序。

罗尧岳

2022 年 7 月于湖南中医药大学

序言

Preface

　　女性是一个特殊而伟大的群体，在社会和家庭都担任关键角色，女性健康事关家庭、民族和国家的未来，加强对女性健康的关注、关怀具有十分重要的意义和作用。女性一生要经历新生儿期、儿童期、青春期、性成熟期、围绝经期和老年期等不同的生理时期，她们经受了人生的风风雨雨，演绎出了自己的精彩岁月。年龄的增长是一种积极、健康、充满活力的体验，是一个悠长而优雅的过程。女性要正确对待这个过程，不必有"青春苦短"的忧愁！中医学认为，女子"七七"，肾气渐衰，天癸枯竭，冲、任二脉虚衰，精血不足，阴阳失衡，从而易引发相关病症。围绝经期即人们常说的更年

1

期,是女性卵巢功能从旺盛状态逐渐衰退到完全消失的一个过渡时期,包括绝经和绝经前后的一段时间。在更年期,女性可出现一系列的生理和心理方面的变化。多数女性能够平稳地度过更年期,但也有少数女性由于更年期生理与心理变化较大,被一系列症状所困扰,影响身心健康。

男性其实同女性一样,也有更年期。中医学认为,男性更年期属于"男子脏躁"范畴,一般发生在"六八"到"八八"这一中年向老年过渡阶段。六八,阳气衰竭于上,面焦,发鬓斑白;七八,肝气衰,筋不能动;八八,天癸竭,精少,肾脏衰,形体皆极。由于机体逐渐衰老,肝肾亏虚,脏腑功能失调,从而引起体内一系列平衡失调,使身心功能出现各种改变。这是一个缓慢渐进的过程,往往由于症状不典型或对更年期了解甚少而总是被广大男性朋友所忽视。

其实更年期是我们每一位读者一生中必然要经历的生理阶段,是一种自然而普遍的生命状态。只有正确、全面地了解和认识更年期,消除无谓的恐惧和悲观心理,做好充分的思想准备,才能客观、平静、科学地应对更年期阶段出现的生理、躯体、心理改变,努力让自己用最短的时间适应心理与生理变化,顺利度过这一时期。

本书主编彭小玉主任护师是我省较早晋升中医护理正高职称的专家,长期从事中医护理医疗、科研及管理工作,具有丰富的临床及管理经验。为了帮助读者轻松度过更年期，彭小玉主任护师组织湖南省中医药研究院附属医院护理团队的专家，用心编写《轻松度过更年期——家庭中医护理攻略》一书。该书根据人类体质和身心特点，重点介绍中医传统养生保健理论和方法，同时结合现代医学知识，系统阐述更年期健康常识、主要症状、常见疾病等方面的知识，从中医保健、护理、食疗、心理疏导等方面总结、推广更年期预防保健的有效方法。该书具有内容翔实、图文并茂、通俗易懂的特点，有很强的针对性、实用性、可行性，堪称更年期朋友的良师益友。真诚希望所有热爱美好生活的读者们，通过阅读本书可以更加从容淡泊、乐观豁达地看待自己人生的新阶段，科学合理地安排生活与工作，珍爱自己的身体，活出自己的精彩！

是为序！

秦裕辉

2022 年 5 月 16 日

前言 *Foreword*

更年期是女性从成年期进入老年期必须经历的一个生理阶段，在这一阶段女性卵巢功能逐渐减退，雌激素水平逐渐降低，一般可持续5~10年。随着经济水平的提升、生活质量的改善、健康理念的发展，越来越多的人开始关注人生这段特殊时期。更年期是女性一生中的一段重要经历，并不是一种疾病，但因雌激素水平的变化，容易导致各种代谢紊乱，包括脂代谢异常、糖代谢异常等代谢综合征，如不及时干预纠正，可加剧代谢紊乱，进展为不可逆的代谢性疾病，如心血管疾病、糖尿病、骨质疏松症等。

中医学认为，更年期综合征是肾气渐衰，

冲任亏虚，天癸将竭，精血不足，阴阳平衡失调，脏腑气血不相协调所致。中医理论关于更年期的描述最早出现在《素问·上古天真论》："七七任脉虚，太冲脉衰少，天癸竭……"意思是指49岁左右，女性的肾气功能渐渐衰退，冲任二脉的作用也逐渐降低，天癸消失，以致月经停止。这期间部分女性会出现烦躁、易怒、潮热、出汗、头晕、心悸、失眠、口干、手足心热、腰酸背痛、精神疲惫、耳鸣、健忘或皮肤干燥等症状。在调理方面，中医强调以固肾为主，兼以疏肝健脾，并从生活起居、饮食、情志(心理)、药物、运动、中医特色技术方面进行调护。

中医药临床疗效确切、预防保健作用独特、治疗方式灵活、费用比较低廉，特别是随着健康观念变化和医学模式转变，中医药越来越显示出独特优势。因此，了解更年期常见病症以及相关中医调护理论，尤其是家庭调护基本知识是非常必要的。

本书将从故事情节入手，以中医理论为指导，通过栩栩如生的漫画和丰富多彩的生活案例，以独特的视野为大家解密更年期的各种病症，开启中医药的知识宝库，营造全民信中医、爱中医、用中医的良好氛围。

本书编写以国家标准为指导，遵循图书编写规范，在认真总结和吸取历版同类科普图书编写经验的基础上，结合中医的特点，参考国内外同类图书的先进内容组织编写，并结合我国的现状，特别是认真听取受众的中肯意见，对该读物进行精心的修订。本书力求在内容和体例上体现继承与创新相结合，使图书更好地体现科学性、真实性、专业性、知识性、趣味性、简明性、实用性等，适应广大读者的需求。

本书主要分为两大板块：更年期的主要症状和更年期常见疾病。内容分为七章，分别为更年期健康常识、精神神经症状、心血管症状、骨关节症状、生殖泌尿道症状、身体的变化、更年期常见疾病。而这些症状是由专业人员通过检索、以该疾病症状出现频率最高为标准、经专家审核总结得出。该书受众面广，不仅适合广大更年期女性学习，而且适合从事妇科临床、护理、科研工作人员学习。本书结合当前热点话题，以科学的态度、方法引导人们去应对更年期出现的问题，使广大读者认识到更年期阶段的特殊性，学习和了解更年期常见疾病的处理方法及中医学理论知识，为更多正处于和即将步入更年期的女性提供更专业、科学的指导。

此外，从男性更年期的概念问世以来，对于这个名词及其含义的争论就从来没有停止过。中医学认为，男性更年期属于"男子脏躁"范畴，一般发生在"六八"到"八八"这一中年向老年过渡阶段。但研究已证实男性更年期出现了与女性更年期综合征相似的临床症状。基于此，本书所涉及的中医指导亦可用于改善男性更年期症状。

本书由高等医学院校的护理专业教师和具有丰富临床经验的护理专家共同编撰而成，这支编写队伍是一个团结友爱、严谨求实、精益求精的集体，作为本书的编者，我们为有这样的合作团队而感到荣幸和欣慰。在图书编写过程中，我们得到了参编人员所在单位领导和同事们的大力支持，在此，我们表示由衷的谢意，谢谢所有在编写过程中给予我们无私帮助和支持的朋友们！尽管我们在编写该书的过程中付出很多的艰辛和努力，但由于学科发展日新月异，知识总在不断更新，个人或团队的力量始终是有限的，该书难免会有疏漏之处。我们真诚地希望所有使用本书的读者给予及时的批评指正。我们会不断努力打造精品图书，更好地为广大读者服务。

目录
Contents

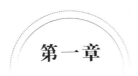

第一章
更年期健康常识

第一节 更年期生理特点

更年期是女性自然绝经前后的生理阶段，是女性卵巢功能逐渐衰退至完全消失的一个过渡期，是一个从成熟走向衰老的过渡阶段，是衰老过程中的正常环节。一般在45~55岁时出现，持续3~5年，此时下丘脑—垂体—卵巢的性腺轴功能失调，卵巢功能下降，性激素水平显著下降，自主神经功能紊乱，易造成内分泌紊乱及失调，衰老速度加快。人体表现为面部皮肤潮红，不明原因的发热、胸闷、心慌、烦躁、易怒、失眠、记忆力下降、性欲减退、月经紊乱等。

《素问·上古天真论》曰："女子七岁肾气盛，齿更发长……七七任脉虚，太冲脉衰少，天癸竭，地道不通，故形坏而无子也。""年四十而阴气自半"，即人的衰老与肾气盛衰有密切关系。女性从40岁开始进入了肾气渐衰、冲任脉虚、天癸渐竭至绝经的过渡阶段，此时若素体阴虚或失血过多，久病大病暗耗阴液，则出现肾阴不足、阳失潜藏；或素体阳虚，过食寒凉，损伤阳气，则肾阳虚衰，病久则肾阴阳两虚；或精神情志刺激太过，五志过极化火，不及则气机失于调畅、气滞血瘀等，从而脏腑经络失去濡养，功能失调，阴阳失于和谐，引起心、肝、脾、肾等脏腑功能紊乱，进而产生一系列症状。

更年期女性会面临一些生理上的变化，常见的症状有以下几个方面。

（1）精神神经症状，比如：烦躁、易怒、抑郁、焦虑、失眠、健忘、梅核气。

（2）心血管症状，比如：潮热、出汗、胸闷、心悸、头晕、头痛、血压升高。

（3）骨关节症状，比如：腰酸背痛、关节痛。

（4）生殖泌尿道症状，比如：月经量的变化、经期不规则、尿失禁、尿频、排尿困难。

（5）身体的变化，比如：肥胖，皮肤、毛发发生变化，感知觉下降。此外，男性更年期症状一般较女性轻，出现时间较女性晚。在这一时期，男性体内的雄激素水平、社会环境和心理状态会发生改变，从而引起一系列临床症状，如出现性欲减退、性活动次数减少、性高潮质量下降、晨间无自发性勃起、勃起功能障碍、射精无力和精液量减少等。

第二节　体质辨识

中医学认为，体质是在先天禀赋和后天获得的基础上形成的形态结构、生理功能和心理状态方面的综合且相对稳定的固有特质，人类健康与疾病状态与体质密切相关，更年期人的体质特殊，某些病因和疾病的易感性及疾病转变转归中某种倾向性，具有个体差异。了解更年期证候及主要表现，根据人群的不同体质特征、饮食习惯、家庭情况等因人制宜、因时制宜、因地制宜地制订个体化的中医健康管理保健方案,可以做到预防与治疗更加准确、到位,更有益于更年期人群身心健康。更年期中医辨证以肾虚为主,包括肾阴虚型、肝肾阴虚型、肾阳虚型、脾肾阳虚型、肾阴阳两虚型、心肾不交型、肾虚肝郁型。

1. 肾阴虚型

女性绝经前后表现为潮热汗出,腰膝酸软,头晕耳鸣,心烦易怒,口干舌燥,手足心热,面部潮红,失眠多梦,皮肤瘙痒,尿少便干;月经周期紊乱,先期量少或量多,或崩漏;舌红,少苔,脉细数。

2. 肝肾阴虚型

头晕,耳鸣,头痛,腰痛,烦躁易怒,汗出,五心烦热,口干咽燥,失眠多梦;月经异常,包括经血淋漓(经期延长),量少,周期先后不定,或月经先期、量多;其他症状还有健忘、头痛、目涩、便秘;舌红,苔少或苔薄,脉细数。

3. 肾阳虚型

形寒肢冷,颜面或四肢水肿,神疲乏力,腰膝酸痛,面色晦暗,小便异常(小便频数、小便失禁、小便清长、夜尿频多),便溏,纳呆;月经异常,经色黯淡,有时量多如崩,有时淋漓日久,月经后期,经质清稀,经闭或量少等;其他症状如白带质稀、头晕目眩、腹胀等;舌质淡白或舌体胖大或嫩舌,苔薄白,脉沉细弱或无力。

4. 脾肾阳虚型

形寒肢冷(畏寒),颜面或四肢水肿,神疲倦怠,腰膝酸软或腰痛,小便频数,夜尿增多,便溏,纳呆;月经异常,包括月经量多,色淡质稀,及月经周期延迟等改变;其他症状如腹胀、头晕、白带质稀、面色晦暗等；舌质淡白、舌体胖大或嫩舌，苔薄白，脉沉细弱或无力迟脉。

5. 肾阴阳两虚型

绝经前后时而畏风怕冷，时而潮热汗出，腰酸膝软，头晕耳鸣，健忘，夜尿频数；月经紊乱，量少或多；舌淡红或偏红，苔薄白或薄黄，脉沉细。

6. 心肾不交型

绝经前后潮热汗出，心悸怔忡，腰膝酸软，头晕耳鸣，心神不宁，失眠多梦，甚至情志异常；或月经紊乱，量少，色红；舌红，苔薄白，脉细数。

7. 肾虚肝郁型

绝经前后烘热汗出、伴情志异常(烦躁易怒，或易于激动，或精神紧张，郁郁寡欢)；腰酸膝软，头晕失眠，乳房胀痛，或胁肋疼痛，口苦咽干，或月经紊乱，量少或多，经色红；舌淡红，苔薄白，脉弦细。

第三节 健康自评和检测

近年来，男女更年期有提前且持续时间延长的趋势，那么如何科学判断更年期是否到来呢？大家可以先通过女性绝经期自测表进行自查。

女性绝经期自测表

更年期也是抑郁、焦虑、失眠等心理障碍的高发阶段，及时做好自评，有利于早发现、早诊断，从而进行早期干预，保障身心健康。

（一）抑郁障碍

更年期女性可以通过抑郁自评量表判断是否有抑郁倾向。评分标准：标准分<50分为无抑郁；标准分≥50分且小于60分为轻微至轻度抑郁；标准分≥60分且小于70分为中至重度抑郁；标准分≥70分为重度抑郁。

抑郁自评量表

（二）焦虑障碍

更年期常见的焦虑障碍为广泛性焦虑障碍，其基本特征是泛化且持续的焦虑，患者常感到神经紧张、发抖、肌肉紧张、出汗、头重脚轻、心悸、头晕、上腹不适，出现危机感、恐惧感，其发生常常与生活应激相关。可用焦虑自评量表进行自查。50分以下为无焦虑；50~59分为轻度焦虑；60~69分为中度焦虑；70分以上为严重焦虑。

焦虑自评量表

（三）睡眠障碍

更年期人群可使用匹兹堡睡眠量表进行睡眠评测。

更年期是每个人都会经历的阶段，尤其是女性，更年期身体各个器官都会出现较大变化，稍不留意就会出现健康问题，所以更年期女性一定要注意定期体检。

匹兹堡睡眠量表

1.定期体检项目

（1）性激素检查：更年期女性身体激素水平会发生很大的变化。通过性激素检查，可以对身体各机能的衰退情况有一个初步了解，方便女性朋友做出适当的调理。

（2）妇科检查：更年期是妇科疾病的高发阶段，尤其是乳腺、子宫、盆腔、卵巢等部位往往最先受到影响，所以需要定期进行相关检查，以防发生病变。

（3）血生化检查：一般来说，人在进入更年期后，身体的血压、血糖、血脂水平在短时间内会发生变化，这时候一定要注意预防"三高"；此外，受年龄影响，肝、肾等脏器会衰老，且相关功能也会因此受到影响，所以血糖、血脂及肝肾功能这类检查也一定要重视。

（4）骨密度检查：更年期女性普遍存在钙质大量流失的情况，通常会比男性更容易发生骨质疏松等骨骼健康问题，因此需要重视骨密度的检查，并适当地进行补钙。

（5）防癌筛查：中老年群体是癌症的高发人群，女性容易患乳腺癌、宫颈癌、卵巢癌、盆腔癌等疾病，因此更年期女性需要定期进行防癌筛查。

2. 疾病自查项目

当然，除了定期体检外平时还要掌握一些疾病自查的方法，比如乳房自查、月经自我监测、白带自查及警惕绝经后出血的发生。

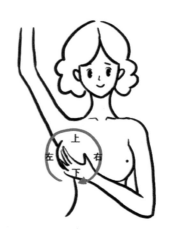

（1）乳房自查：女性朋友可以在月经来潮后 7～10 日进行乳房自查，检查时正对穿衣镜站立，双臂自然下垂，首先看两侧乳房是否对称，乳头有无凹陷、上抬、回缩、溢液等，乳房表面有无膨出、凹陷、红肿等。其次是摸，一手手臂上举，另一手中间三指并拢，用指腹摸对侧乳房，由浅入深以乳房中上为起点，由内向外

三圈。同法查另一侧乳房，乳头及腋窝也是触摸重点，乳房的外上方是检查的重点，查双侧乳房的触摸感觉是否对称，若发现一侧乳腺较另一侧增厚或有肿块时，应引起重视。最后挤压乳头观察有无溢液及溢液颜色。

40~55 岁的女性应定期行乳腺彩超检查、乳管镜检查、乳腺钼靶检查，必要时结合乳腺 MRI 检查。

（2）月经自我监测：大部分女性月经期持续 3~5 日，少数为 1~2 日或 7~8 日，月经周期一般为 21~35 日，平均为 28 日。月经血不凝固，呈暗红色，经血量一般为 20~60 毫升，多数为 50 毫升，以月经来潮的第 2~3 日最多，以后逐渐减少。卫生巾昼夜更换 3~5 次为基本正常，每个周期不超过两包（每包 10 片计）。月经来潮时少数女性会有乳房发胀、头痛失眠、心慌、下腹胀痛和情绪不安等症状。

（3）白带自查：白带多呈凝乳状或豆渣样，无特殊气味，同时伴有外阴瘙痒，多为白色念珠菌引起的霉菌性阴道炎。

白带呈黄绿色，泡沫状，有异味，伴外阴瘙痒、灼痛、尿频、尿痛，多为阴道毛滴虫引起的滴虫性阴道炎；白带量多，有异味，带血丝，伴有腰酸、腹痛、月经不调，可考虑宫颈炎及宫颈糜烂。

下腹部胀痛，向大腿两侧放射，白带量多，为脓性，月经周期紊乱、量多、痛经，需排除盆腔炎可能。

（4）绝经后如果出现阴道出血量多，超过月经量，须格外警惕生殖道恶性肿瘤，建议尽快门诊就诊。若阴道出血量不多或仅有点滴出血，建议尽快门诊就诊，不能因为"觉得没大事""之后就不出血了"而不去医院检查。

第四节 安全用药

更年期常见疾病主要包括更年期综合征、乳腺增生、乳腺癌、功能失调性子宫出血、慢性盆腔炎、附件炎、卵巢肿瘤、宫颈癌、子宫脱垂、颈椎病、骨质疏松、糖尿病、高血脂、甲状腺功能紊乱、特发性水肿等。在使用药物干预过程中时常会出现保健用药过量、联合用药禁忌等情况，且往往不受重视。大家务必注意以下几点。

（1）应在专业医生指导下根据个体需求规范用药，合理用药。用药前详细查看药品说明书，注意药物禁忌证。不要滥用滋补中药，慎用燥热之品。

（2）更年期症状较轻者，可采用心理咨询及食疗保健治疗，不需要药物治疗。比如：更年期由于雌激素水平降低、骨质疏松者往往缺钙，轻症可以通过多食含钙量高的食物，如乳制品、牛奶、豆制品、鱼、肉等来改善，可以多喝牛奶。严重者注意合理补充钙及维生素 D。

（3）激素疗法是缓解更年期症状的首选方法，但切忌滥用激素类药物，原则是小剂量雌激素加孕激素，无症状即可停药。雌激素治疗超过 3 个月者，应在第 3 个月底使用孕激素 7~10 日以对抗子宫内膜增生。用药期间要定期监测血压、血糖，并做妇科检查、阴道细胞学检查。肝功能异常、肝病、胆结石、高血压病、乳腺癌、生殖器官肿瘤、血栓形成等人群忌用雌激素。

（4）谨慎选择保健品，避免过度保健。选购保健品时应当咨询专业营养师，并仔细阅读保健品说明书，明确适宜人群，注意用法及用量、保质期等信息。忌药品和保健品混着吃，建议间隔1~2 小时分开服用，或遵医嘱酌减或停用保健品。如鱼油能辅助抑制血小板聚集，利于预防和缓解心脑血管疾病，但用华法林、阿司匹林期间服用鱼油，出血风险可能增大；而与肝素、华法林混合使用时，会相互影响，降低效果。

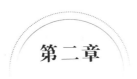

第二章
精神神经症状

第一节　烦躁、易怒

　　冯阿姨最近总是莫名其妙地发脾气，爱翻出一些陈年往事数落老公，冯阿姨的老公实在受不了就带她来到医院检查，冯阿姨被诊断为更年期综合征。

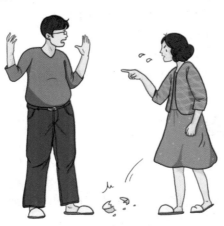

小杏答疑

冯阿姨：医生说我是更年期综合征引起的烦躁、易怒，怎么会这样呢？

小杏：更年期综合征是女性在一生中必然要经历的一个内分泌变化的过程。女性在绝经前后，随着卵巢萎缩、功能退化等变化，容易出现内分泌紊乱等情况。如果不注意调理，就会出现更年期综合征症状。当然，引起烦躁、易怒的原因还有以下几种。

（1）心理社会因素：女性较男性对外界的应变能力低一些，承受能力低一些，容易受外界工作压力、情感困扰、生活压力的影响。

（2）生活环境因素：由于这一阶段，子女一般都已长大成人，面临着工作、婚姻等问题，作为父母必然特别关心，并常为此担忧，也会在精神上造成紧张和压力。

（3）生活方式：熬夜、作息不规律等，缺少运动。

冯阿姨：那如果不调理，后果会如何？

小杏：如果不加以调整，会影响个体身心健康，诱发各种疾病，导致记忆力下降、失眠等问题。

冯阿姨：那我该怎么办？

小杏：您不妨尝试一些简单的中医护理方法，自己在家里也可以操作。

小杏支招

妙招一：五行音乐疗法

【主要功效】养阴，保肾藏精，泄心火，安神。

【代 表 作】《梁祝》《二泉映月》《梅花三弄》等。

妙招二：穴位按摩

【操作方法】

（1）印堂穴：将中指放在印堂穴上，用较强的力按压 10 次，然后再顺时针揉动 20 圈，逆时针揉动 20 圈。

（2）完骨穴：两手手指交叉放枕部，拇指放在耳后的完骨穴上，按揉 5~10 分钟。

（3）太冲穴（又称"消气穴"）：用拇指指腹按压太冲穴 1 分钟，并从太冲穴向行间穴推 3 分钟。

【穴位定位】

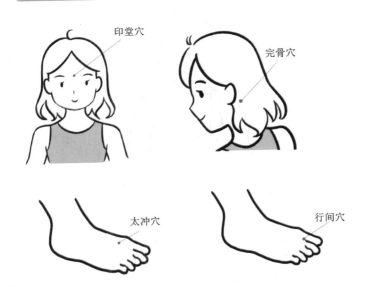

妙招三：刮痧疗法

【操作方法】取背部督脉，从大椎穴至腰阳关穴，涂抹刮痧油适量，刮痧板与皮肤呈<45°，刮5~10分钟，至出痧为度。在督脉经及两侧足太阳膀胱经的两条线上(距背部正中线1.5寸①、3寸各1条)，从附分穴刮至志室穴，刮至出痧为止。每隔3日刮1次，5次为1个疗程，一般治疗3个疗程。

刮痧疗法

【操作图解】

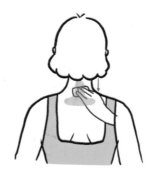

 小杏食谱

1. 蜂蜜百合茶

【原　　料】干百合10克，蜂蜜20毫升。

【制　　作】将干百合放入杯中，用沸水冲泡，加盖焖10分钟，加入蜂蜜搅拌均匀。

【用　　法】每日1剂，数次频饮，连服5~7日。

————

① 1寸≈3.33厘米。

【功　　效】滋阴润肺，除烦。

【注意事项】糖尿病患者禁用。

2. 小麦百苓大枣粥

【原　　料】浮小麦30克，百合30克，茯苓10克，大枣10枚，粳米100克。

【制　　作】先将浮小麦、茯苓煮20分钟，去渣取水，在水中加入百合、大枣、粳米，再煮30分钟。

【用　　法】每日2次。

【功　　效】补养心肺，敛汗。适用于更年期心烦易怒等患者。

3. 双花饮

【原　　料】绿梅花3克，玫瑰花3克。

【制　　作】将绿梅花、玫瑰花同置于杯中，用沸水冲泡，加盖焖10分钟。

【用　　法】代茶频饮，每日冲泡3~5次。

【功　　效】疏肝解郁，除烦。

小杏叮嘱

小杏：您在日常生活中还需要注意以下几点。

(1)在饮食方面，多吃富含铁质的食物，如瘦牛肉、猪肉、鸡、鸭、鱼及海鲜等；多吃富含植物蛋白质的食物，如豆制品；宜食低脂、低盐、低糖的食物。

(2)保持乐观的心态，以开朗的心境对待一切事物，合理安排好工作和生活。

(3)适当进行户外活动和体育锻炼，多学习一些新鲜事物，充实和丰富自己的生活，如绘画、养花、散步、跳健身操、扭秧歌等都有益于身心健康。

小杏：如果经过上述调整，仍不能改善症状，建议您及时就诊。

 专家提醒

（1）如不能及时疏导和消解烦躁等不良情绪，会导致严重病态发生，如抑郁，悲观，孤独，失落，性格或行为异常等，从而直接影响生活质量。此时患者须及时就医。

（2）轻微症状一般不需要服药，症状严重时一定要在医生指导下适当用药，切忌自行滥用、错用药物而损害健康。

第二节　抑郁

黄阿姨总是觉得自己活得跟"废物"一样，没有价值，周围的人都了不起，只有自己一文不值。甚至会独自一人躲在角落里掉眼泪。

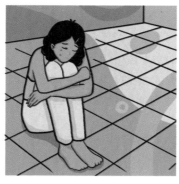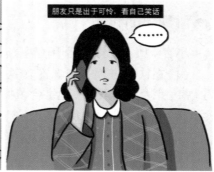

小杏答疑

黄阿姨：医生说我是更年期抑郁症，你看我是怎么了？

小杏：更年期抑郁症主要和性腺功能减退、机体的神经-内分泌系统紊乱及社会心理因素的影响有关，患者自身的性格、素质、以往痛苦遭遇和原有的健康状况往往是发病的潜在因素，在精神因素的诱发下，可出现紧张不安、情绪低落、悲观失望等症状。

黄阿姨：那更年期抑郁症危害大吗？

小杏：患抑郁症后，会出现反应迟钝、行动能力渐失的情况，还有患者逐渐出现语速慢、语音低、语量少、应答迟钝等症状，病情严重的抑郁症患者还易出现消极厌世的情绪。重度抑郁症患者往往面容憔悴苍老、目光迟滞、纳差、体质下降、汗液和唾液分泌减少、便秘、性欲减退，躯体问题缠身。

黄阿姨：那我现在应该怎么调整呢？

小杏：您不妨试一下简单的中医护理方法，可以自己在家里操作。

 小杏支招

妙招一：五行音乐疗法

1. 徵调

【主要功效】养阳助心，振作精神。

【代 表 作】《步步高》《紫竹调》《山居吟》。

2. 角调

【主要功效】疏泄肝胆，疏肝解郁。

【代 表 作】《姑苏行》《春风得意》《江南丝竹乐》。

妙招二：耳穴贴压

【操作方法】 选取皮质下、丘脑、心、肾、肝、脾、神门、卵巢等耳穴，用王不留行常规贴压操作。轻轻揉按穴位 1~2 分钟，每日按压 3~5 次，7 日更换 1 次耳穴。

妙招三：刮痧疗法

【操作方法】患者取合适体位，暴露刮痧部位，均匀涂上刮痧油，刮痧时刮板与刮拭方向呈 45°~90°，轻轻向下顺刮或从内到外刮拭(背部心俞、脾俞穴用双角刮法，腹部穴位和上下肢穴位用面刮法)，中脘、气海、神门、合谷、内关、足三里、三阴交、期门、太冲等穴位分别刮拭 10~20 次。刮痧后 4 小时后方可洗浴，每 3 日刮拭 1 次，4 次为 1 个疗程，共治疗 4 个疗程。

【穴位定位】

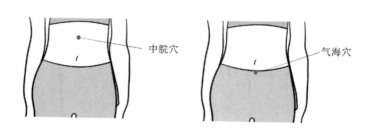

中脘穴　　　　气海穴

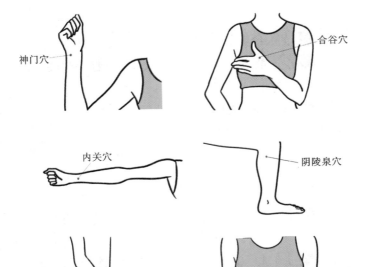

神门穴

合谷穴

内关穴

阴陵泉穴

三阴交穴

期门穴

第二章

精神神经症状

 小杏食谱

1.甘麦大枣粥

【原　料】小麦 30 克，粳米 50 克，大枣 10 颗，甘草 15 克。

【制　作】先将小麦、甘草、大枣加水煎煮、收汁，再将粳米洗净后加入药汁中煮成稀粥。

【用　法】每日分两次服下。

【功　效】益气安神。

2.合欢红糖粥

【原　料】合欢花 30 克，粳米 50 克，红糖 10 克。

【制　作】将粳米洗净，与合欢花、红糖一起放入锅内加水，文火煮成稀粥。

【用　法】每晚临睡前 1 小时左右服下。

【功　效】疏肝解郁，养心安神。

3.橘皮扁豆粥

【原　料】鲜橘皮 30 克，白扁豆 50 克，粳米 100 克。

【制　作】先将橘皮洗净、切丝，再与洗净的粳米、白扁豆同入锅中，加水适量，煮成稠粥即成。

【用　法】上、下午食用，每周 3 次，连续服两周。

【功　效】解郁疏肝，健脾护胃。

小杏叮嘱

小杏：您在日常生活中还应该注意以下几点。

（1）养成健康的饮食习惯，多吃富含 B 族维生素的食物，如粗粮、鱼、蛋和绿色蔬菜等；多吃含钙食物，如豆制品、牛奶、大枣、韭菜、芹菜等，可增进食欲，使人保持愉快的情绪。

（2）作息规律，提升睡眠质量。

（3）培养自身的兴趣爱好，生活方式多样，可以散步、逛公园、听音乐等，分散注意力。

（4）加强自我调节，如自我意识到心理异常时，应主动进行控制，减少抑郁情况的发生。

小杏：如果经过上述调整，仍不能改善症状，建议您及时就诊。

专家提醒

　　抑郁症的主要临床表现为持续性抑郁，病程比较长，并且发病率非常高，会对女性生活健康以及生活质量造成严重影响。当焦虑、悲伤情绪严重时，甚至会出现自伤心理，须及时就医。

第三节　焦虑

　　王阿姨最近总是忧心忡忡，觉得心慌、乏力、食欲减退。由于心慌、乏力，她每天晚上只能睡 2~3 个小时，白天也坐立不安，最近觉得病情有加重，担心病情会给儿女造成负担。见到医生，王阿姨就滔滔不绝地说："浑身难受，睡不着觉，心慌得坐不住。"

　　经过详细的问诊和精神心理状态评估，李医生发现王阿姨的心慌是由焦虑情绪导致的，并请中医护理门诊小杏护士解答她的疑惑。

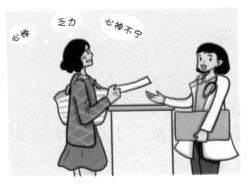

小杏答疑

　　王阿姨：李医生说我有焦虑症状，能不能治好啊？

　　小杏：焦虑情绪是很常见的，几乎每个人都会产生焦虑情绪，对于更年期女性而言，激素的波动、生活压力、夜间盗汗，以及对健康的担忧，都有可能引发焦虑情绪。如果焦虑情绪持续存在，并且感到难以控制自己，那么就可能转变为焦虑障碍。

　　王阿姨：那你刚刚说的焦虑症状和焦虑障碍又有什么区别呢？

　　小杏：一般来说，焦虑是一种正常的心理反应，不会对人体产生较大的影响。当这种情绪反应加重，持续时间延长，达到焦虑障碍时，常常伴有严重的自主神经活动亢进（头重脚轻、出汗、心动过速、呼吸急促等），影响工作生活，此时就需要及时治疗。

　　王阿姨：那我现在要怎么自我调节呢？平常都是我一个人在家，有什么自我保健的方法吗？

　　小杏：您现在主要是焦虑，可以试试中医相关护理方法，接下来我给您简单介绍。

 小杏支招

妙招一：五行音乐疗法

【主要功效】疏肝理气。

【代表作】《大胡笳》《春江花月夜》《梦江南》《姑苏行》等。

轻松度过更年期——家庭中医护理攻略

妙招二：穴位按摩

【操作方法】穴位按摩可以调节全身气血、影响脏腑，可以选取百会、神门、内关、太冲、足三里、三阴交等穴位，每个穴位顺时针按揉 3 分钟，手法注意先由轻到重，由浅到深，再由重到轻，由深到浅，以舒适为度。

【穴位定位】

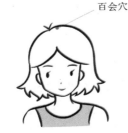

百会穴

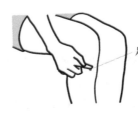

足三里穴

妙招三：六字诀

六字诀又称六字气诀，主要通过"呬、呵、呼、嘘、吹、嘻"6 个字的不同发音口型，唇齿喉舌的用力不同，以牵动脏腑经络气血的运行。

六字诀

【操作方法】双足开立，与肩膀同宽，头正颈直，含胸拔背，松腰松胯，双膝微屈，全身放松，呼吸自然。顺腹式呼吸，鼻吸口呼，呼气时读字，发音时拖长音，同时提肛缩肾，重心移至足跟，每个字读 6 次后调息 1 次。

【功　　效】六字诀发音锻炼方法主要通过增强体内的气机活动，疏散淤滞，使气机通畅，有效舒缓焦虑情绪。

小杏食谱

1. 龙眼莲子粥

【原　　料】 龙眼肉 20 克，莲子 30 克，粳米 100 克。

【制　　作】 将龙眼肉、莲子、粳米一起加入锅中，加适量水，用小火煮成粥。

【用　　法】 睡前 1 个小时食用。

【功　　效】 补益心脾，养心安神。适用于更年期焦虑、失眠、心神不宁患者。

2. 甘麦大枣茶

【原　　料】 淮小麦 30 克，甘草 6 克，大枣 10 枚。

【制　　作】 将淮小麦和甘草研磨成粗末，加入大枣（去核），放入保温杯中，冲入沸水，加盖焖 10~15 分钟。

【用　　法】 代水饮用，可将大枣嚼服。若有失眠，可在临睡前 1 小时饮用。

【功　　效】 养心益脾，滋补阴血。适用于更年期焦虑、失眠患者。

 小杏叮嘱

小杏：您平时生活中还应该注意以下几点。

（1）保持心情愉悦，适当进行体育锻炼，增强体质。

（2）规律作息，保持良好的睡眠习惯，睡前避免饮用咖啡、浓茶和酒，不暴饮暴食，不吃不易消化的食物。

（3）顺应四时养生，在作息时间上，应做到起居有常，春夏夜卧早起，秋季早卧早起，冬季早卧晚起。

（4）多与家人和朋友沟通，寻找合适的途径说出自己的担忧和困扰，有助于放松心情。

　　小杏：如果经过上述调整，仍不能改善症状，建议您及时就诊。

 专家提醒

　　（1）更年期焦虑症状主要表现为躯体症状，焦虑情绪不明显。因此，更年期女性需要接受专业医生全面的认知评估和躯体检查，明确焦虑症状的严重程度。

　　（2）更年期女性出现持续、严重的焦虑症状时，首先应排除是否存在引起焦虑的躯体疾病、伴发焦虑的精神疾病和因使用药物或其他物质导致的焦虑。

第四节　失眠

　　林阿姨今年50岁了，最近几个月在家休息的她白天没什么事情做，就看看电视，经常看着看着就睡着了，白天睡觉后晚上就失眠，躺在床上想东想西，通常半夜一点多才睡着，凌晨五点左右就会醒来，醒来之后又睡不着了，到了白天又开始打瞌睡、注意力不集中，这样周而复始。

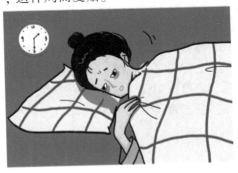

这种失眠早醒的症状持续了 1 个月左右，林阿姨来到了医院就诊，经过医生详细的问诊和评估，医生认为林阿姨的失眠症状暂时不需要吃药，通过生活方式的调节能有效改善失眠，并请中医护理门诊小杏护士解答她的疑惑。

 小杏答疑

林阿姨：我这一个月一直没睡好觉，我身边的朋友也经常出现失眠。

小杏：目前国内外失眠的发病率都在显著升高，有研究显示，我国成年人在过去一个月内不同程度失眠的发病率高达 45.5%，其中 25% 达到了失眠障碍的诊断标准。同时，随着年龄的增长，失眠的发病率也在不断增加，特别是绝经期前后的中年女性更是失眠的高发人群。

林阿姨：那我为什么会失眠呢？

小杏：一般来说，女性进入更年期后，由于体内激素分泌水平逐渐下降，可能会产生焦虑、兴奋等症状；此外，更年期的潮热、盗汗也容易使得女性情绪波动、烦躁易怒，加之您最近睡眠节律的改变，更易导致更年期失眠的发生。同时，随着年龄的增长，人体的新陈代谢变慢，控制睡眠的激素水平也会产生变化，人的睡眠能力也会随之下降。

林阿姨：医生也没有给我开药，那我要怎么自我调节一下呢？

小杏：首先，你要尽量将午睡时间控制在半个小时左右，改善睡眠规律；其次，保持心情愉快，适量进行散步、太极拳等轻体力运动；最后，您可以试试中医相关护理方法，比如中药泡脚、五行音乐疗法、穴位按摩等，接下来我来给您简单介绍几种中医护理方法。

【小杏支招】

妙招一：中药泡脚

【操作方法】睡前用 40℃~45℃ 的温水 3000~5000 毫升泡脚 15~20 分钟，每日 1 次，连续 5~7 日。最好选在晚上睡觉前 1 小时泡脚，程度以微微出汗为佳，不可大汗淋漓，以防虚脱。

【操作图解】

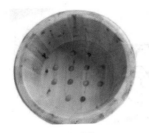

泡脚木桶

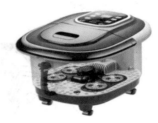

电动足浴桶

【注意事项】由于泡脚会使血液循环加速，所以不要马上入睡，静静休息等待兴奋感消退。糖尿病患者的泡脚水温略高于体温即可，以免烫伤皮肤。

妙招二：局部按摩

【操作方法】睡前予双手交替按摩涌泉穴 60~100 次；用手掌心做环形腹部按摩 20 次；用双手拇指和食指相对在耳郭前后由上至下徐徐按摩，至耳垂处再下拉一下，做 20~50 次；按摩头部印堂穴并推眉棱骨至太阳穴 20 次。

【穴位定位】

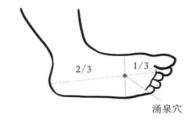

涌泉穴

【操作图解】

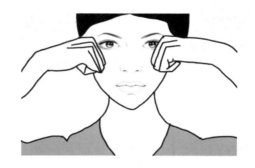

推眉棱骨至太阳穴

妙招三：五行音乐疗法

【主要功效】疏肝理气，转移注意力，舒缓心情以促进睡眠。

【代表作】《春江花月夜》《汉宫秋月》《平湖秋月》《胡笳十八拍》等。

小杏食谱

1. 桑椹膏

【原　　料】 鲜桑椹 1000 克，蜂蜜 300 克。

【制　　作】 将鲜桑椹放入锅中，加水适量，煎煮取汁，以文火煎熬浓缩，加入蜂蜜成膏即可。

【用　　法】 每次 10 毫升，经沸水冲化饮用，每日 2 次。

【功　　效】 滋阴安神。适用于心悸不安所致的失眠患者。

【注意事项】 糖尿病患者慎用。

2. 茯苓龙眼粥

【原　　料】 茯苓 30 克，龙眼肉 30 克，粳米 100 克，冰糖 15 克。

【制　　作】 将粳米洗净，放入砂锅，加适量水，再放入龙眼肉、茯苓，共煮成粥，加入冰糖调味即可。

【用　　法】 每日 1 剂，分 2 次服食。

【功　　效】 益心脾，安心神。适用于不易入睡、睡中梦多及易醒难入睡者。

 小杏叮嘱

小杏：您平时生活上还应该注意以下几点。

（1）注意生活起居规律，不熬夜，定时就寝；睡眠环境要安静，尽量避免各种影响睡眠的不利因素，保证睡眠质量。

（2）加强饮食调养，晚餐不宜过饥过饱，进食清淡易消化的食物，多吃富含维生素、蛋白质和异黄酮的食物，如大豆。下午 4 点以后，不宜饮浓茶、咖啡等兴奋性饮料。

（3）可以进行适度的体育锻炼，睡前做放松功或睡前散步，以增强体质。

（4）睡前不要做任何动脑的活动，不要谈论让人兴奋的事情。睡前可以局部按摩或中药泡脚，让大脑放松。

 专家提醒

（1）睡眠问题在更年期女性中较为常见，在使用药物治疗失眠之前，须考虑包括药物相互作用等在内的多种因素，针对更年期女性的治疗优先考虑非药物治疗，如认知行为疗法、放松疗法及穴位按摩等方式。

（2）失眠是临床常见的主观症状之一，对睡眠状况的自我评估容易出现偏差，特别是慢性失眠，必要时应采取客观评估方式，包括对可能导致失眠的躯体疾病如神经系统、心血管系统、呼吸系统、消化系统、内分泌系统等方面疾病进行检查。客观的检查同样可为中医辨证论治提供参考。

第五节　健忘

宋阿姨在物业公司上班，最近她因为总是忘记业主交代的事情而接到投诉电话，已经被领导批评很多次了。她的记忆力在不断地退化，每天都忘东忘西，日常生活中有时候忘记带钥匙，出门前都记得买些什么东西，一去超市就忘记要买什么，经常要往返好几次才能买齐所需要的东西。

宋阿姨以为自己病了，找到了李医生，李医生诊断为健忘，但建议她暂时不要吃药，可以去中医护理门诊咨询小杏护士。

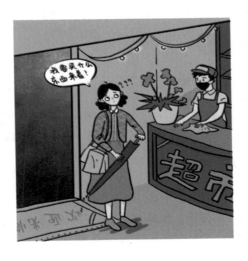

 小杏答疑

宋阿姨：我这是怎么了？

小杏：您这种现象在医学上叫暂时性记忆障碍。简单讲就是大脑的思考能力（检索能力）暂时出现了障碍，主要表现为您对于现在发生的事情及过去已经发生的事情不能准确地回忆起来。通俗来说就是记忆力差，遇事易忘记，就像您现在记忆力减退，总是忘东忘西，这种现象是更年期的常见现象，您不需要特别担心。此症状随着时间的推移会自然消失，记忆减退是主要的核心症状。早期出现近记忆障碍，学习新事物的能力明显减退，严重者可能找不到回家的路。

宋阿姨：我现在生活中也总是出现这种类似的事情，我这种情况严重吗？会影响我以后的生活吗？

小杏：人的最佳记忆力出现在 20 岁前后，然后脑的机能会逐渐衰退，25 岁前后记忆力开始正式下降，年龄越大记忆力越差，因此健忘症困扰是正常生理现象。积极寻找发病原因，防患于未然或通过调整减缓症状，是不会影响正常生活的。

 小杏支招

妙招一：穴位按摩

【操作方法】 选取胃经、心经、胆经、脾经、膀胱经、督脉、三焦经上的穴位及经外奇穴，每次按摩 5 分钟，每日 3 次。

妙招二：肺脏引导法

【操作方法】 患者正坐，两手按地，缩身屈脊，使躯体向上挺举 3 次，或两手握拳，反捶背上，左右交替各 15 次。上两法导引时以闭气为佳。导引结束时闭目养神片刻，然后咽液、叩齿 3 次而止。

妙招三：耳穴贴压

【操作方法】 选取心、神门、脑点（缘中）、肾、交感等耳穴。用王不留行常规贴压操作。轻轻揉按穴位 1~2 分钟，每日按压 3~5 次，3~4 日更换 1 次耳穴。

 小杏食谱

1. 紫菜胡萝卜汤

【原　料】 紫菜 10 克，胡萝卜 1 根，鲜草菇 150 克，姜、香菜、盐、鸡粉各 5 克。

【制　作】 将鲜草菇、胡萝卜、香菜洗净，胡萝卜切片，香菜切末，紫菜用清水泡发后洗净沥干。取锅开火，加入适量清水，放入除香菜外的食材，待食材都煮熟后再放入香菜，然后加盐、鸡粉调味即可。

【用　　法】酌量佐餐服食，每周食 1~2 次。

【功　　效】有效改善健忘症状。

2. 花生大蒜排骨汤

【原　　料】花生米 100 克，大蒜、姜丝各 5 克，排骨 200 克，盐适量。

【制　　作】将花生米、大蒜去皮、清洗干净，排骨洗净后切开，用热水氽水后捞出备用。锅中加入适量的水，放入所有食材，先用大火煮开，再改为小火慢炖 2 小时，最后加盐即可食用。

【用　　法】每日食 2~3 次，每次 1~2 匙。

【功　　效】缓解脑功能减退，防治脑血栓。

3. 核桃枸杞山楂汤

【原　　料】核桃仁 125 克，枸杞子 30 克，山楂 30 克，菊花 12 克，白糖 10 克。

【制　　作】将核桃仁洗净后磨成浆汁，倒入瓷盆中，加清水稀释调匀待用；将山楂、菊花洗净，水煎 2 次，去渣合汁为 1000 毫升。将山楂菊花汁同核桃仁浆汁一同倒入锅内，加枸杞子和白糖搅匀，置火上烧至微沸即成。

【用　　法】代茶常饮。

【功　　效】延缓大脑衰老，改善记忆力。

小杏叮嘱

小杏：您平时还应该注意以下几点。

（1）可以有意识地多进食含有胆碱、卵磷脂的食物，如鱼、瘦肉、鸡蛋（特别是蛋黄）。

（2）勤于用脑，"用进废退"是生物界发展的一条普遍规律，大脑亦是如此。

（3）保持良好情绪。

（4）经常参加体育锻炼。

（5）养成良好的生活习惯。

小杏：如果经过上述调整，仍不能改善症状，建议您及时就诊。

 专家提醒

（1）在日常生活中，当发生老年健忘症时，家属及患者本人应引起重视，严肃对待，及时尽早到专科医院做进一步检查，如全面的心理测验（包括记忆力检查）、实验室检查和脑部影像学检查及记忆力随访评定等，以明确健忘症的原因，区分是生理性的还是病理性的。

（2）在进行辨证施膳的同时，可在医生的指导下及时开展有针对性的治疗，以阻止或延缓病情的发展。

第六节　梅核气

刘阿姨常年感觉咽中有异物，基本的症状是不分季节，不分昼夜，吐之不出，咽之不下。常规的西医检查，如血液分析、X线片及过敏原测试等都做过，结果都是正常的。

通过别人介绍，刘阿姨和她的儿子找到了张医生，张医生询问了病情，切脉后告知刘阿姨得的病叫作梅核气，与常年情绪不畅有关，日积月累，最终成疾。

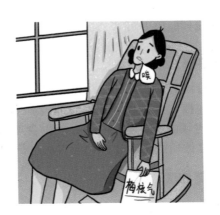

 小杏答疑

刘阿姨：我这么多年总觉得有气在嗓子下面咽不下去，我这是怎么了？

小杏：是不是咽喉部有异物阻塞的感觉，当吞咽口涎或空咽时更明显，吐之不出，咽之不下，而进食时，则毫无梗阻感觉。这在中医上称为梅核气，它主要是由情志不畅，肝气郁结，循经上逆，结于咽喉或乘脾犯胃，运化失司，津液不得输布，凝结成痰，痰气结于咽喉引起。梅核气多与情绪有关，因心情不畅引发的肝郁气滞。您可以根据自身生活情况加以调节，通过中医饮食及中医辅助理疗进行疏导。

刘阿姨：梅核气会影响我以后的生活吗？

小杏：咽部异物感是由某些局部和全身因素，或精神因素引起的病症。本病也叫癔球症、咽球综合征、咽喉神经官能症等，中医也叫梅核气。患者多数为中年人，女性更为多见。本病异常感觉是多种多样的咽喉异物感、肿胀感、压迫感、堵塞感、干燥感、浮球感等，咳又咳不出，咽又咽不下去，症状时好时坏、时轻时重。这些症状在咽唾液时更明显，而咽食物无影响；在精神紧张、劳累过度时加重，而心情愉快时会减轻或消失。所以您不需要紧张，只需要找到原因即可。

 小杏支招

刘阿姨：那有没有什么好的方法减轻梅核气症状？

小杏：治疗梅核气可以采用中医饮食疗法或者中医理疗法。您还需要解除思想顾虑，增强治疗信心。少食煎炒辛辣食物，加强体育锻炼，增强体质或用咽喉部的导引法进行锻炼。

妙招一：艾灸疗法

【操作方法】将点燃的艾条悬于天突、大椎、大杼、风门、翳风等穴位上方灸。

【穴位定位】

艾灸疗法

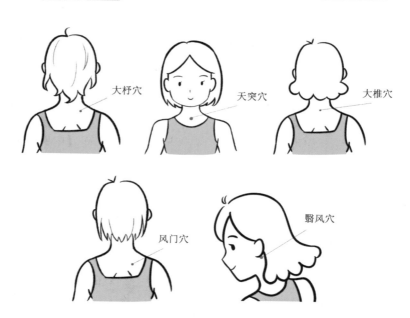

大杼穴
天突穴
大椎穴
风门穴
翳风穴

【操作图解】

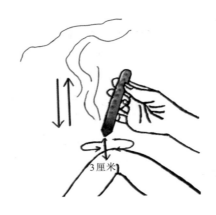

3厘米

妙招二：咽喉部导引法

【操作方法】

（1）不拘行立坐卧，随时闭目静心，待神调气定后，即行叩齿36次，再以舌上下左右搅动，待津液满口时进行鼓漱，然后如咽硬物状，将咽津吞下。

（2）静坐，以舌托上腭，凝神该处有一股凉水流下，待将满口时吞下。

妙招三：穴位按摩

【操作方法】　取合谷、内关、太冲、丰隆穴，以中等刺激按摩 15~30 分钟，每日 1 次。

【穴位定位】

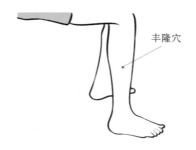

丰隆穴

 小杏食谱

1. 无花果煲冰糖

【原　　料】无花果 25 克，冰糖 10 克。
【制　　作】将无花果、冰糖及适量水同煲。
【用　　法】口服，每日 1 次。
【功　　效】生津清热，利咽，润肠通便，健脾开胃。

2. 麦莲冰糖饮

【原　　料】麦冬 15 克，白莲子 15 克，冰糖 10 克。
【制　　作】将麦冬、白莲子、冰糖及适量水同煲。
【用　　法】代茶饮。
【功　　效】滋阴益肾，生津止渴。

3. 百合煲香蕉

【原　　料】百合 20 克，香蕉 2~3 根，冰糖 10 克。
【制　　作】将香蕉去皮，加入百合、冰糖及适量水同煲。

【用　法】口服，每日 1 次。

【功　效】清热解毒，润肺止咳。

 小杏叮嘱

小杏：您日常生活中还需要注意以下几点。

（1）细寻病因，整体辨证：本病与情志关系密切，属心因性疾病，常伴有甲状腺肿大、结节，乳房小叶增生、结节，月经不调，急躁易怒，忧郁善悲，嗳气叹息等。

（2）疏导解郁，身心并治：正因为本病多由情志不遂导致，故心理治疗、语言疏导更为重要。

（3）开结化痰，顺气降逆：梅核气多肝气郁结，痰气交结于咽喉，药物治疗以疏肝解郁、顺气化痰为主。

小杏：如果经过上述调整，仍不能改善症状，建议您及时就诊。

 专家提醒

药物的使用注意事项：少用香燥之品，如厚朴、半夏等；可用玫瑰花，玫瑰花性味甘、微苦而温，能理气解郁，和血散瘀，药性温和，温而不燥，疏而不伤阴，善疏肝胆肺脾之郁气，温养心肝血脉。

中医学认为，情志不遂，七情郁结，肝失条达，气机不畅，肝气上逆，结于咽喉，产生异物感；或肝郁气结，肝木侮土，脾失健运，聚津为痰，痰气交阻，凝结于咽喉；或思虑伤脾，暴怒伤肝，致痰气交阻于咽喉，因此要情志顺遂。

第三章

心血管症状

第一节　潮热、出汗

汤阿姨近段时间一到下午就容易发热，今日突感脖颈、面部发烫，满脸通红，头晕口渴，大汗淋漓，症状持续 1 分钟左右，遂去医院就诊，医生认为是更年期潮热、出汗，但暂时不需要吃药，建议去中医护理门诊咨询。

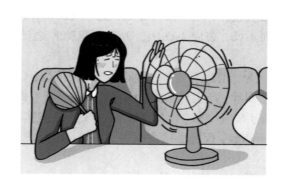

小杏答疑

汤阿姨：医生说我这是更年期潮热、出汗，请问什么是更年期潮热、出汗呢？

小杏：更年期潮热、出汗是困扰更年期女性的常见症状之一。患者经常会感觉体温急剧上升，热的感觉从胸部开始，像潮水一样迅速涌向颈部和面部。血管迅速扩张，大量汗水排出，使面部甚至全身突然发红，一般持续1~2分钟。面部潮红后常会感觉身体开始发冷，甚至寒战，在活动后、进食后或穿衣、盖被过多等情况下更容易发作。

汤阿姨：那更年期为什么会出现潮热、出汗呢？

小杏：更年期潮热、出汗的机制目前尚不清楚，但一般与以下几个方面有关。

（1）自主神经功能紊乱：更年期女性卵巢功能衰退，雌激素水平下降，导致自主神经功能紊乱。

（2）精神压力：工作、生活、情感等方面的因素导致精神压力过大。

（3）饮食因素：喜食辛辣、刺激性食物。

（4）生活习惯：吸烟、饮酒或喜饮咖啡等。

（5）药物因素：如减肥药等。

汤阿姨：潮热会持续多久？严重时怎么办？

小杏：每个人发生潮热的周期是不一样的，80%的患者此症状可持续1年以上，有些还持续到停经后5年左右。症状一般在停经前及更年期早期较严重，停经时间越长，发作频率及强度也慢慢减退，最后自然消失。严重的时候可以使用一些镇静药、抗抑郁药，或者是调节自主神经功能的药物，但这些药物须在专科医生的指导下服用。

小杏妙招

　　汤阿姨：我可不可以做些简单的中医护理来预防或缓解这些症状呢？能自己在家里做吗？

　　小杏：有一些简单的中医护理方法是可以自己在家里做的，我给您介绍几个缓解潮热、出汗的妙招吧。

　　妙招一：穴位按摩

　　【操作方法】取坐位，可请家人协助，取头部的百会、风池、头维穴；上肢的曲池、内关穴；下肢的阴陵泉、太溪、涌泉穴。每个穴位按揉 3~5 分钟，按摩频率为每分钟 30 次。

　　【穴位定位】

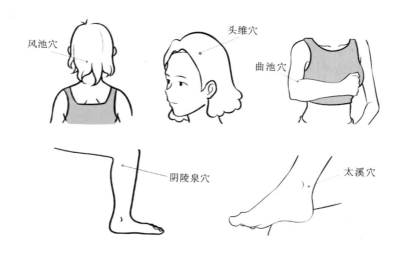

风池穴　　头维穴　　曲池穴　　阴陵泉穴　　太溪穴

妙招二：五行音乐疗法

【主要功效】 凝心宁神，放松身心，帮助入睡。

【代 表 作】《春江花月夜》。

妙招三：耳穴贴压

【操作方法】 选取肾、心、肝、神门、内分泌等耳穴。耳郭常规消毒后，用 0.5 厘米×0.5 厘米粘有王不留行的胶布固定于耳穴上，以耳部发红并感发热微痛为宜。每 3 日换 1 次，两耳交替，每日刺激 3~5 次，按压至耳郭发热或有烧灼感为宜。10 次为 1 个疗程，一般治疗 1~3 个疗程。

妙招四：腹式呼吸法

【操作方法】 人体正常的呼吸节奏是每分钟 16~20 次，腹式深呼吸要把节奏慢下来，最好慢到每分钟 6 次，也就是 10 秒呼吸 1 次，吸气 5 秒，呼气 5 秒。患者可每天练习 15 分钟腹式深呼吸法。将一只手放在胸部，另一只手放在腹部，以手感知腹部和胸部的起伏，从而更好地把握节奏。

【操作图解】

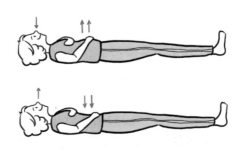

小杏食谱

1.桑椹蜜

【原　　料】桑椹 30 克, 五味子 10 克, 蜂蜜 30 克。

【制　　作】将桑椹、五味子洗净, 放入锅内, 加两小碗清水, 煮沸后改用文火, 煮至一小碗, 晾凉至 30℃~40℃, 过滤掉药渣, 加蜂蜜拌匀。

【用　　法】随证饮用, 每日 1 次。

【功　　效】滋阴, 补肝肾。适用于阴虚内热所致的潮热、出汗患者。

2.莲子百合枸杞粥

【原　　料】莲子 30 克, 百合 30 克, 大米 30 克, 枸杞子 6 克, 冰糖 10 克。

【制　　作】将莲子、百合、大米洗净, 放入锅内, 加水煮粥, 粥将好时放入枸杞子, 再煮 5 分钟后加冰糖调味。

【用　　法】早晚各 1 次。

【功　　效】滋阴补肾。适用于更年期潮热、出汗患者。

小杏叮嘱

小杏: 您日常生活中还需要注意以下几点。

(1)劳逸结合, 起居规律, 调畅情志, 保持心态平和, 身心放松。

(2)限制糖、动物脂肪、胆固醇和盐的摄入量, 补充优质蛋白质、维生素;禁食辛辣食物, 避免饮用咖啡、浓茶和酒。

(3)加强体育锻炼, 促进血液循环, 加快身体新陈代谢。

（4）建议平时穿宽松、吸汗、透气性好的棉麻质地衣服，避免穿紧身衣及皮革质地的衣服。被褥、床单、睡衣等应经常换洗或晾晒。

专家提醒

60%~80%的更年期女性会发生潮热、出汗，其中约40%的女性会因症状严重影响生活质量而寻求药物治疗。在中医治疗上多采用中医内治法和中医外治法。中医内治法主要包括六味地黄丸、知柏地黄丸、杞菊地黄丸、更年康片等药物；中医外治法主要包括针灸疗法、穴位按摩、耳穴贴压等中医护理方法。

第二节　胸闷、心悸

赵阿姨最近总感觉心慌、气短，心里惴惴不安，晚上也睡不好，老做梦，一惊一乍的，她怀疑自己是不是有心脏病。去医院就诊，医生认为是更年期胸闷、心悸，但暂时不需要吃西药，建议她去中医护理门诊咨询。

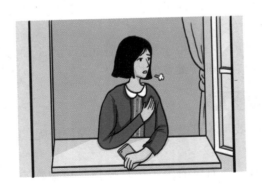

小杏答疑

赵阿姨：医生说我这是更年期胸闷、心悸，建议我来中医护理门诊咨询，请问什么是更年期胸闷、心悸呢？

小杏：更年期胸闷、心悸是更年期女性的常见症状之一。其主要表现为心跳突然加快，胸口感觉憋闷。症状持续时间通常较短，1~2分钟后恢复正常。

赵阿姨：那为什么更年期会这样呢？

小杏：在更年期前，女性体内高水平的雌激素可以改善血管弹性、降低血压和胆固醇水平，使血管不易发生硬化阻塞。更年期以后，女性体内雌激素水平大幅降低，心血管疾病的发病率急剧增加。此外，更年期胸闷、心悸还可能与以下原因有关。

（1）遗传因素：家族遗传或基因问题。

（2）疾病因素：本身患有心脑血管的器质性疾病。

（3）精神压力：心理负担过重或过度操心劳累。

（4）饮食因素：喜食高盐、高脂、高胆固醇及辛辣刺激性食物等。

（5）生活习惯：吸烟、饮酒或喝咖啡等，作息不规律。

（6）环境因素：长时间待在空气不流通的环境中，会因缺氧引起胸闷、心悸。

更年期胸闷、心悸不一定是心脏病，千万不要过于恐慌，更不要擅自服药，应进行细致的检查。

 小杏妙招

赵阿姨：我可不可以尝试穴位按摩等护理呢，能自己在家里做吗？

小杏：有一些简单的中医护理操作是可以在家里自己做的，

我给您介绍几个缓解胸闷、心悸的妙招吧。

妙招一：穴位按摩

【操作方法】

（1）捏腋前法：将一只手的拇指放在对侧腋窝前，其余四根手指放在腋窝中，对合用力捏拿腋前肌肉1分钟，双侧交替进行。可活血通络、疏经止痛，缓解更年期胸闷、心悸。

（2）两穴按压法：用拇指持续按压郄门穴3~5秒后休息1~2秒，按照上述步骤反复做3~5次。将右手掌掌根紧贴膻中穴，用适当力度先顺时针、再逆时针各揉1分钟，以局部发热为度，可以宽胸理气，缓解胸闷、心悸。

【穴位定位】

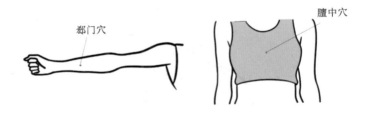

郄门穴

膻中穴

妙招二：中药外敷

【操作方法】将延胡索30克、甘遂15克、细辛15克、白芥子30克研末，以凡士林调膏制成大小约1.5厘米×1.5厘米，厚约2毫米的药饼，备用。选取肺俞、心俞、膈俞、肝俞、关元、气海穴，将药饼分别敷贴于上述穴位，并以透气胶带固定，每次4~6小时，5~8日为1个疗程。

【穴位定位】

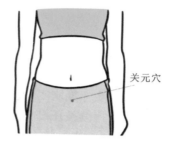

关元穴

【操作图解】

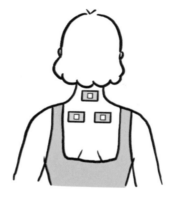

妙招三：耳穴贴压

【操作方法】 选取内分泌、心、肝、肾、脾、神门、交感等耳穴。耳郭常规消毒后，用 0.5 厘米×0.5 厘米大小粘有王不留行的胶布固定于耳穴上，以耳部发红并感发热微痛为度。每 3 日换 1 次，两耳交替，每日刺激 3~5 次，10 次为 1 个疗程，一般治疗 1~3 个疗程。

妙招四：刮痧疗法

【操作方法】

（1）背部：患者取坐位，暴露背部，操作者用刮痧板蘸取石蜡油，以直线刮法从心俞穴刮至肾俞穴处，刮 20~30 次。

（2）上肢：患者取坐位，暴露上肢，用刮痧板蘸取石蜡油，以直线刮法刮拭手少阴心经，从极泉穴刮至少冲穴，各刮 15~20 次。

 小杏食谱

百合枣仁汤

【原　　料】鲜百合 50 克，酸枣仁 15 克。

【制　　作】把酸枣仁放到锅中，加入适量清水，用大火煮滚后转小火煎煮，再放入鲜百合煮熟，去渣食用。

【用　　法】早、晚各食用 1 次。

【功　　效】滋阴降火，养心安神。适用于汗出、心悸、失眠等体内有虚火的患者。

小杏叮嘱

小杏：您日常生活中还需要注意以下几点。

（1）适当进行锻炼，如散步、瑜伽等；注意休息，节制房事。

（2）限制糖、动物脂肪、胆固醇和盐的摄入量；避免过食辛辣刺激性食物，不宜饮用咖啡、酒，少吸烟，多食养心的食物，如大豆、山药等。

（3）调节情志，防止七情过极，保持情绪稳定，避免惊恐刺激及忧思恼怒等。

（4）积极治疗基础疾病，预防并发症。

小杏：如果经过上述调整，仍不能改善症状，建议您及时就诊。

专家提醒

90%的更年期女性会出现程度不等的心脏不适症状，主要表现为心悸，有的人会胸闷、胸痛；有的人会出现血压不稳定、心律不齐等。

第三节　头晕、头痛

如往常一般，陈阿姨在菜市场买好菜回家等孙子放学。起身时顿时感觉天旋地转、手脚无力、脑子一片空白，只好又坐到沙发上。休息了好一阵才缓过劲来，原以为只是晚上没休息好，却不想从此每天都会有这样的症状，而且愈发严重。

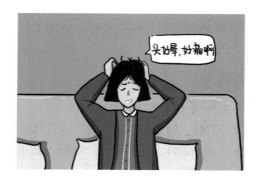

儿子陪陈阿姨到医院，检查后，李医生告诉陈阿姨不需要吃药，回家要多注意休息，但1个多星期后头晕、头痛的症状仍不见好转。这可愁坏了陈阿姨，不仅不能照顾孙子，还成了家里的负担，心态也越来越不好，睡眠也变差了，气色也大不如从前。

经邻居介绍，可以用中医护理的办法调理身体，因此陈阿姨来医院向小杏护士咨询。

 小杏答疑

陈阿姨：我头晕、头痛，李医生建议我暂时不吃药，你看我这是怎么了？

小杏：头晕是一种常见的脑部功能性障碍，也是临床常见的症状之一。头痛是指眉弓、耳郭上缘和枕外隆突连线以上部位的疼痛，起因众多，女性多见。

陈阿姨：我应该是符合头晕、头痛的症状，我有好多朋友也正饱受头晕、头痛之苦。

小杏：嗯，现在头晕、头痛是一种很常见的健康问题，在老年人中发病率很高，男性可达39%，女性可达57%。

陈阿姨：我为什么会头晕、头痛呢？是因为我老了吗？

小杏：头晕是空间定位错觉引起的自身或周围物体的运动幻觉。它是一种主观感觉障碍，通常是无意识的。头痛是头颅内、外的疼痛敏感结构(如头颅内的脑底动脉、静脉窦及回流静脉，头颅外的血管、神经等)，受到某些因素的刺激(如外伤、感染等)，产生异常的神经冲动传到脑部所致。引起老年人头晕、头痛的原因有很多，主要与高血压、心脏病、脑血管动脉硬化有关。

陈阿姨：短期的头晕、头痛可以不用管吗？

小杏：一旦出现头晕，会感觉头重脚轻，看东西旋转，并伴有恶心、呕吐、出冷汗、面色苍白等症状。严重者可突然晕倒，伴发脑血管意外，甚至危及生命，所以一定要及时治疗。

 小杏支招

陈阿姨：我可不可以做艾灸呢？我能自己在家中做吗？

小杏：有一些简单的中医护理是可以自己在家中做的，我给您介绍几个治疗头晕、头痛的妙招吧。

妙招一：五行音乐疗法

【主要功效】安神。

【代表作】《梁祝》《二泉映月》《梅花三弄》等。

妙招二：穴位按摩

【操作方法】可按摩合谷、印堂、内关、风池、百会穴。每个穴位的按摩手法并不一致，但归纳起来，常用手法可选如下 8 种：按、摩、推、拿、揉、捏、颤、打等。例如，按揉风池穴：以双手拇指螺纹面按揉双侧风池穴，顺时针旋转，1 周为 1 拍，约做 32 拍。

妙招三：耳穴贴压

【操作方法】选取心、神门、皮质下、交感、内分泌等耳穴，常规消毒后，将王不留行置于 0.5 厘米×0.5 厘米的胶布中贴压耳穴，以耳部发红并感发热微痛为度。每日自行按压 3~5 次，每 2 日更换 1 次，10 次为 1 个疗程，一般治疗 1~3 个疗程。

妙招四：刮痧疗法

【操作方法】见第二章第一节。

 小杏食谱

1. 菊花冰糖饮

【原　料】菊花 5 克，冰糖 10 克。

【制　法】将菊花、冰糖煎成汤药后饮用。

【用　法】每日 3 次。

【功　　效】清热解火，缓解头痛。

2. 蒸老鸭

【原　　料】老鸭250克，天麻3克，钩藤5克。

【制　　法】将天麻、钩藤放入洗净的老鸭腹中，用牙签封口放入蒸锅中，蒸熟后食鸭肉。

【用　　法】2日内吃完，每周1次。

【功　　效】安神增智，祛风止痛。

3. 桃仁蜂蜜水

【原　　料】桃仁(捣碎)10克，红花30克，蜂蜜100毫升。

【制　　法】桃仁、红花加1000毫升水煎煮，煎至200毫升时加入蜂蜜，搅拌均匀，关火。放凉后装瓶。

【用　　法】每次取1勺(约10毫升)，加温水100毫升冲服，每日2次。

【功　　效】祛风活血，缓解头晕。

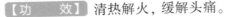 **小杏叮嘱**

小杏：您平时还应该注意以下几点，以预防头晕、头痛。

(1)创造良好的休息环境，保持环境清洁安静。确保充足的睡眠，每天至少睡8小时，忌长期熬夜或入睡过迟，养成早起早睡且有规律的作息习惯。

(2)在病情许可时，可到室外活动，如散步、打太极拳等，适当增加运动量，提高心肺功能，改善全身血液循环。

(3)一日三餐要粗细粮搭配、荤素搭配。多食富含蛋白质的食品，如乳制品、鱼类、鸡蛋、各种瘦肉、豆制品，多食新鲜水果，少食高糖及高脂肪的食物，并养成早餐要吃饱，午餐要吃好，晚餐要吃少的饮食习惯。

　　小杏：如果经过上述调整，仍不能改善症状，建议您及时就诊。

 专家提醒

　　（1）日常生活要轻松愉快，明白更年期是人生必经阶段，了解更年期会出现的各种症状，有了心理准备后，进入更年期以后就更应以冷静的态度和平常心去看待所遇到的各种生理和心理变化，并认同已经发生改变的自己，及时做好心理调整，即使出现诸多不适，也可以在正确的指导下解决，不会产生心理压力。

　　（2）中医护理技术丰富且简便，结合患者体质使用，方能取得最佳效果。

第四节　血压升高

　　谢阿姨在老家带着读幼儿园的孙子，儿子在大城市工作赚钱，她每天洗衣、做饭、接送孙子上学。可是这段时间她感到自己有点力不从心了，经常感觉头晕，早上和黄昏时还有胀痛的感觉，干活时不能集中精力。

　　这天下午她跟往常一样和邻居唠嗑，突然感到一阵头晕，她皱起眉头并用双手抱住头，患高血压的刘奶奶看到她这个模样，建议她去找社区的李医生。李医生给她量的血压是148/78 mmHg[①]，建议她暂时不吃降压药，推荐她去中医护理门诊咨询小杏护士。

---

　　①　1 mmHg≈133.32 Pa。

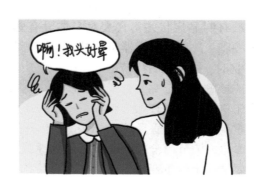

 小杏答疑

谢阿姨：李医生说我是更年期高血压，什么意思呀？

小杏：更年期出现的高血压叫作更年期高血压，是更年期综合征的症状之一。更年期高血压主要是女性更年期卵巢功能衰退，雌激素分泌减少导致内分泌失调、自主神经功能紊乱，从而引起血压波动。这种高血压的出现是短暂性的，当女性更年期结束，其血压水平也将恢复到正常范围内。

谢阿姨：那就不用管它了吗？

小杏：不是的。随着人们年龄的增长，其血管的弹性慢慢下降，动脉粥样硬化、原发性高血压等心血管相关的问题也逐渐明显。因此，更年期出现的血压升高，也可能是原发性高血压。当女性处于更年期并出现血压升高时，不要抱有侥幸心理，认为只是更年期综合征，而不在意血压的升高，也不控制血压，这对身体的危害是非常大的。

谢阿姨：会有什么危害呢？

小杏：多种心脑血管疾病都与高血压有关，我国每年因心脑血管疾病死亡的患者当中，约50%与高血压有关。高血压被称为"无声的杀手"，主要症状有头晕、头痛、耳鸣、心悸、失眠等，易

53

引发冠心病、脑卒中及脑出血等，从而威胁患者的生命安全。患上高血压后，没有明显症状并不代表对身体没有影响，事实上，人体的心脏、颅脑、肾脏等组织器官的功能会逐渐被破坏，待身体出现明显症状时，往往表明病情已经比较严重。

谢阿姨：应该怎样治疗呢？

小杏：对于更年期综合征的女性而言，首先需要积极治疗更年期症状，调整生活方式，适当运动，保持心态平和、心情愉悦。其次，补充雌激素，调节内分泌，确保充足的睡眠，养成良好的作息习惯，必要情况下给予药物治疗，能够确保高血压等更年期的症状得到有效的缓解。最后，对血压水平进行监测。由于更年期患者容易受外界环境因素的干扰，情绪反复无常，而这种负面情绪会影响血压的稳定，当情绪波动过大时，心血管系统的损害也会更严重。

 小杏支招

谢阿姨：有什么中医特色治疗方法可以缓解我的症状吗？

小杏：有的，我给您介绍两个对降血压有帮助的妙招吧。

妙招一：艾灸疗法

【操作方法】选取百会、关元、行间等穴位。治疗过程中选用艾条实施雀啄灸，温度以能够耐受为宜，每个穴位各灸 5 分钟，每次治疗时间为 40 分钟，每周 3 次。

妙招二：耳穴贴压

【操作方法】选取肾、肝、脾、耳背心、交感、对屏尖、降压沟、神门等耳穴，取耳穴专用橡皮膏(0.5 厘米×0.5 厘米)贴压王不留行于上述穴位，并对其实施交替按摩，直至穴位发红发热。每日按压 3~5 次，3 日更换 1 次耳穴。

小杏食谱

1. 素炒四宝

【原　　料】芦笋1根，香菇5克，胡萝卜1根，白果1克，葱、姜、高汤、油、盐、生粉、味精各5克。

【制　　作】将芦笋洗净去老根、香菇去根部、胡萝卜去皮、白果去壳，4种原料用开水焯一下，备用；锅内放油烧热，下入葱、姜炒香后，再下入4种原料、高汤、盐、味精，烧开后，生粉勾芡，淋油即可装盘食用。

【用　　法】中餐、晚餐时食用。

【功　　效】滋阴降火。

2. 豆腐海带汤

【原　　料】豆腐100克，海带20克，菠菜50克，盐3克，香油1克，味精2克，葱3克，胡椒粉1克。

【制　　作】将豆腐切丁，海带切丝，菠菜切段；锅内放入开水，加入豆腐丁、海带丝、葱，水沸后放入菠菜，煮片刻加入盐、味精、胡椒粉、香油即盛入碗内。

【用　　法】中餐、晚餐时食用。

【功　　效】燥湿祛痰，降低血脂。

3. 桃仁粥

【原　　料】桃仁10~15克，粳米50~100克。

【制　　作】将桃仁捣烂如泥，加水研汁去渣，同粳米煮为稀粥。

【用　　法】每日1次，5~7日为1个疗程。

【功　效】滋阴养气，祛痰止痛。适用于高血压、冠心病、心绞痛等患者。

 小杏叮嘱

小杏：您平时还应该注意以下几点，以预防血压进一步升高。

（1）食物不能过咸，食盐的每日摄入量建议不要超过6克。

（2）注意食物要荤素搭配，每天都要摄入含有蛋白质及维生素的食物，以确保身体所需要的微量元素处于相对均衡的状态。

（3）晨起或饭后散步。较长时间的步行后，舒张压可明显下降，症状也随之改善。散步时间一般为15～50分钟，每日1～2次，速度可按身体状况而定。

 专家提醒

（1）寒冷的秋冬季来临，很多中老年人会出现血压的剧烈波动，甚至诱发心脑血管疾病。因此，中老年人应动态监测血压，并根据血压调整用药。

（2）非药物治疗中的饮食护理治疗对高血压的治疗有着重要的作用。中医食疗是结合患者的体质，有针对性地实施食疗的一种方法，即辨证施膳。

如果经过上述调整，仍不能改善症状，建议您及时就诊。

第四章

骨关节症状

第一节　腰酸背痛

唐阿姨是一位公司白领，忙了一天工作，回到家打扫卫生时，突然腰痛得直不起来。

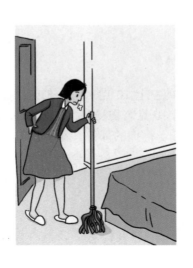

最要命的是，阴雨天唐阿姨的腰痛就更加严重了，常常直不起腰，举步维艰。唐阿姨的朋友推荐她去中医护理门诊咨询。

 小杏答疑

唐阿姨：我平常只是偶尔腰酸，这次腰酸背痛得无法直立，究竟是什么原因啊？

小杏：您好！腰酸背痛是背部筋膜、肌肉等损伤造成的。

唐阿姨：那我很多同事都有这种症状呢！

小杏：您平时的腰痛是长期固定的坐姿造成腰背肌的慢性劳损，您拖地时的腰痛是不恰当的姿势造成的急性腰肌劳损。通俗来讲，由于不恰当的姿势造成腰背部的肌肉、筋膜、骨膜或神经受损而引发疼痛。

唐阿姨：那我这种疼痛是否跟天气有关呢？

小杏：您的病在中医学上称为风寒湿痹型腰痛，遇湿、遇冷就会加重，遇热则缓解。

 小杏支招

妙招一：中药外敷

【操作方法】将三七10克、乳香5克、没药5克、玄参15克、冰片3克、薄荷10克装袋浸湿，放入蒸锅或微波炉中加热至60℃左右，取药袋敷于疼痛的部位，每日1次。

【操作图解】

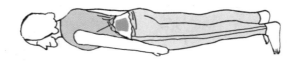

【功　　效】 通经，活络，止痛。

妙招二：隔物灸

【操作方法】 在疼痛部位处涂抹凡士林，放置姜片，用点燃的艾炷放在姜片上进行熏灸，防止烫伤，每次 15 分钟左右，至皮肤微红，以有温热感为宜。每日 1 次。

【操作图解】

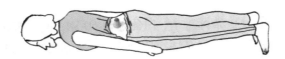

妙招三：穴位按摩

【操作方法】

（1）揉命门穴。右手或左手握拳，以拳尖置于命门穴上，先顺时针按揉 9 次，再逆时针按揉 9 次，重复压揉 36 次。坚持按揉此穴，可温肾阳、利腰脊。

穴位按摩

（2）揉肾俞穴。双手握拳，将拳尖放在两侧肾俞穴上，先顺时针按揉，再逆时针按揉。坚持按揉此穴，具有滋阴壮阳、补肾健腰的作用。

（3）揉腰阳关穴。左手或右手握拳，以拳尖置于腰阳关穴上，反复按揉。可起到疏通阳气、强腰膝和益下元的作用。

【穴位定位】

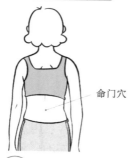命门穴

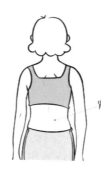肾俞穴

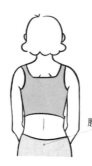腰阳关穴

 小杏食谱

1. 葡萄根炖猪蹄

【原　料】猪蹄 1 个，白葡萄根 60 克，黄酒 500 毫升。

【制　作】将猪蹄洗净后剖开，白葡萄根洗净切碎，加入锅内；加入黄酒和水炖煮，至肉熟即可。

【功　效】祛风散寒，通经活络。

【用　法】午餐服用。

2. 三七地黄瘦肉汤

【原　料】三七 12 克，生地黄 30 克，大枣 4 个，瘦猪肉 300 克，盐适量。

【制　作】将上述原料放入砂锅，加适量水，大火煮沸后改小火煮 1 小时至肉熟烂，放入盐。

【功　效】活血化瘀。

【用　法】午餐服用。饮汤吃肉，隔日 1 剂。

小杏叮嘱

小杏：您日常生活中还需要注意以下几点。

（1）腰酸背痛病程长、恢复慢，应保持愉快的心情，用积极乐观的人生态度对待疾病。

（2）急性发作时卧硬板床休息，采取舒适体位，保持脊柱平直。恢复期，坐位或下床活动前应佩戴腰围，注意起床姿势，宜先翻身侧卧，再通过手臂支撑用力后缓缓起床。忌腰部用力，避免体位的突然改变。

（3）饮食宜清淡，注意补充钙、镁、锌等微量元素。多吃新鲜的水果、蔬菜，适当进食动物肝脏，注意饮食多样化，少喝碳酸饮料。少食寒凉食物，慎食煎炸类食物。避免肥胖，保持标准的体重。

（4）做好腰部保护，防止腰部受到外伤。注意保暖，防止寒冷等不良因素的刺激。生活中不宜久坐、久站，忌弯腰拾物及提重物。

（5）正确佩戴腰围。

【操作图解】

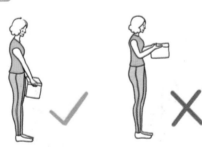

要将所搬物体靠近
身体并尽量压低

不要将所搬物体
上提并远离身体

双手抬物的正确姿势及错误姿势

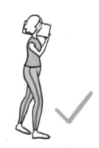 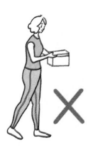

携物行走时要减少物体
与身体重心间的差距

不要将所携物体远离身体

双肩扛物的正确姿势及错误姿势

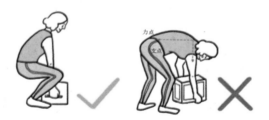

弯腰拾物的正确姿势及错误姿势

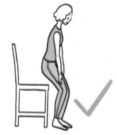 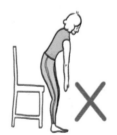

要双足前后错开起坐

不要双足并齐起坐

坐椅子的正确姿势及错误姿势

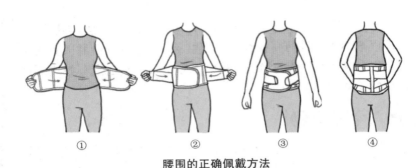

腰围的正确佩戴方法

 专家提醒

（1）出现下肢麻木、无力且进行性加重时，请立即去医院检查。

（2）若疼痛多见于夜间，早上除疼痛外还有腰背僵硬，请及时去医院就诊。

第二节 关节痛

许阿姨参加广场舞大赛，练习结束后膝盖有些酸痛，想着休息一下就能够缓解。

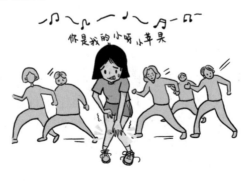

然而，短暂的休息后并没有让许阿姨的膝盖酸痛得到缓解，反而逐渐加重。许阿姨找到了周医生，周医生诊断为膝关节骨性关节炎，根据许阿姨的情况，建议保守治疗，于是推荐她去中医护理门诊咨询小杏护士。

 小杏答疑

许阿姨：周医生说我是得了膝骨关节炎，如果继续加重可能需要做手术，我这平常不痛不痒的，怎么一犯病就这么严重了？这是什么病？

小杏：膝骨关节炎又称膝关节退行性病变，也就是骨关节里的成分退化或者增多，影响了关节完整的结构，导致关节畸形甚至功能丧失。初期为轻度或中度间断性隐痛，休息后好转；晚期出现持续性疼痛或夜间痛。

许阿姨：我的几个朋友也有这样的症状。

小杏：是的，膝骨关节炎是中老年人的一种常见疾病。

许阿姨：那膝骨关节炎与哪些因素有关呢？

小杏：膝骨关节炎与年龄、性别、肥胖等有关，发病率随着年龄增长而增加。如果关节长期承受较大的压力，就会出现膝骨关节炎。

 小杏支招

妙招一：中药外敷

【操作方法】将桂枝、生附子、红花、桃仁、制川乌、制草乌、细辛按 6：6：1：1：1：1：1 的比例打成粉末并混匀，用加热至 40℃ 左右的黄酒调成膏状，制成直径约为 1.5 厘米，厚度约为 3 毫米的药饼。将药饼用保鲜膜固定贴敷在膝阳关、犊鼻、血海穴上 4 小时即可。每日 1 次，10 次为 1 个疗程，每个疗程间隔 5 日。如果自觉贴药处有明显不适感，可自行取下。

【穴位定位】

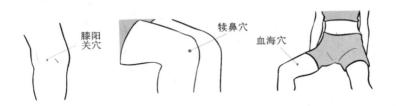

膝阳关穴　犊鼻穴　血海穴

妙招二：中药泡脚

【操作方法】 睡前用鸡血藤 20 克、伸筋草 20 克、络石藤 20 克、川芎 15 克、川椒 15 克、海桐皮 15 克、秦艽 15 克、威灵仙 15 克、艾叶 15 克、细辛 10 克、川乌 10 克等煎煮，将煎煮好的药液倒入盆中，把膝盖置于脚盆上熏，要防烫伤。待药液温度降至 38℃～42℃时，把双脚伸进盆中，双脚来回搓洗，不断按摩双膝疼痛处，直至疼痛处酸胀为止。然后擦干药液，每日 2 次，7 日为 1 个疗程。

妙招三：隔物灸

【操作方法】 在穴位处涂抹凡士林，放置姜片，将点燃的艾炷放在姜片上进行熏灸，注意避免烫伤皮肤，每次 15 分钟左右，至皮肤微红，以有温热感为宜。选取阳陵泉、内膝眼、犊鼻、足三里等穴位。

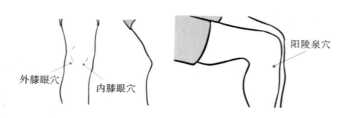

【穴位定位】

阳陵泉穴

外膝眼穴   内膝眼穴

 小杏食谱

1.薏苡仁冬瓜汤

【原　料】薏苡仁 50 克，冬瓜 150 克。

【制　作】将冬瓜切块，备用；将薏苡仁入锅，加入适量水，大火烧开后转小火煮熟，下冬瓜块转大火烧开，再转中火煮 2 分钟即可。

【用　法】饭后食用。

【功　效】清热利湿，舒筋除痹，健脾祛湿。

2.黑豆木耳乌鸡汤

【原　料】乌鸡 450 克，黑豆 50 克，木耳 10 克，生姜 2 片。

【制　作】先将乌鸡焯水捞出，再将所有原料一起放入锅中，加清水，大火烧开后转小火煲 1 个小时。

【用　法】分次食用。

【功　效】活血通络，温经壮阳，滋阴补血。

3.山药芝麻糊

【原　料】黑芝麻 100 克，山药 200 克，红糖 30 克。

轻松度过更年期

——家庭中医护理攻略

【制　作】先将山药煮熟，再将所有原料一起放入豆浆机中，加水打磨成汁。

【用　法】每日1次，每次1小碗。

【功　效】补脾益肾，补益气血。

小杏叮嘱

小杏：您日常生活中还需要注意以下几点。

(1)在日常生活中尽量少上下楼梯、登山、久站、抱小孩、提重物；控制体重；选择合适的鞋子，如厚底、有弹性的软底鞋。

(2)在饮食方面，应多吃含蛋白质、钙、胶原蛋白的食物，如奶制品、鱼虾、黑木耳等。既能补充蛋白质、钙，防止骨质疏松，又能营养关节，减轻关节炎的症状。

(3)膝关节遇到寒冷刺激时，血管收缩，血液循环变差，往往会使疼痛加重，故天气寒冷时应注意保暖，必要时戴上护膝，防止膝关节受凉。

(4)避免长时间下蹲，洗衣服、择菜时可坐小板凳。因为下蹲时膝关节的负重是自身体重的3~6倍。

小杏：如果经过上述调整，仍不能改善症状，建议您及时就诊。

专家提醒

(1)骨关节病的发病率呈逐年上升趋势。其中，膝骨关节炎严重影响着人们的身心健康和日常生活，所以对待本病应该做到"早发现、早诊断、早治疗"。

(2)自我诊断对于及早发现病情，采取防治措施十分重要。可观察关节是否活动受限、是否僵硬，活动时是否伴有咔嚓声或其他摩擦声，关节是否肿大、畸形等。

第五章

生殖泌尿道症状

第一节　月经量的变化

　　胡阿姨月经周期一直很规律，月经量也正常，最近月经量越来越少，心情烦躁的她马上想到了在某医院妇科工作的朋友，该朋友推荐她去中医护理门诊咨询小杏护士。

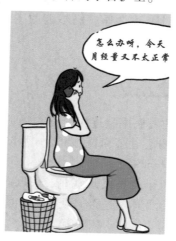

怎么办呀，今天月经量又不太正常

小杏答疑

胡阿姨：李医生说我是更年期月经紊乱，你看我这是怎么了？

小杏：您这是更年期月经量过少，是更年期月经紊乱的常见表现之一，主要是卵巢功能下降、激素水平波动及劳累或精神因素所致，常伴有潮热、出汗、睡眠差、心情烦躁等症状。

胡阿姨：那我现在病情严重吗？

小杏：您可以用经期更换多少片卫生巾来估计月经量。一般情况下，每个周期不超过 2 包(每包 10 片计)。如果经量明显少于平时正常量的一半，点滴即净者为经量过少；若使用卫生巾超过 3 包且每片卫生巾都湿透则属于经量过多。

 小杏支招

妙招一：艾灸疗法

【**操作方法**】用艾条灸足三里、三阴交穴，注意艾条与皮肤保持 3~5 厘米的距离，以皮肤发红为度。连灸 10 日，晨起及睡前各 1 次，每次 20 分钟，10 日后改为每日 1 次。月经过多者灸断红穴 20 分钟，每日 1 次；月经过少者灸血海穴，每日 1 次，每次 20 分钟。

【**注意事项**】大血管处、颜面部及皮肤破损处不宜施灸。

【穴位定位】

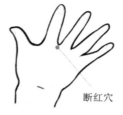

断红穴

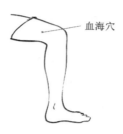

血海穴

妙招二：中药泡脚

【操作方法】每日晚上用温水泡脚，并刺激足底的涌泉穴。取当归 15 克、赤芍 15 克、红花 15 克、续断 15 克，加水煎煮后倒入足浴盆内。每次 30 分钟。

【功　　效】疏通经络，强健肾气。

【注意事项】泡脚水温宜热而不烫，温度低于 50℃，饭后半小时进行，中途可适当添加热水。

妙招三：八段锦——双手攀足固肾腰

【操作方法】自然站立；两手伸直上举至头顶以上；两手交互向上拉伸两次；身体向上伸，微向后仰；弯腰，两手尽量伸至脚尖，然后抬头，眼睛向上看；头低下，慢慢起身，双掌顺着双腿两侧慢慢轻抚上移，托住后腰，身体向后仰；身体回正，两手放下。

【动作要领】练习 2 次后，恢复自然站立姿势。

 小杏食谱

1. 女贞子当归栗子粥

【原　　料】女贞子 10 克，当归 10 克，黄芪 10 克，栗子

50 克，龙眼肉 15 克，粳米 100 克。

【制　　作】将女贞子、当归、黄芪洗净，加水 1000 毫升煎汤，去渣取汁；用水浸泡粳米 20 分钟。将栗子、龙眼肉、粳米、药汁放入锅中，加适量清水，大火煮开转小火煮 30 分钟即可。

【用　　法】每日 1 剂。

【功　　效】益气养血，益肾安神。适用于气血不足、月经量少而色淡者。

2. 黑木耳大枣汤

【原　　料】黑木耳 30 克，大枣 10 枚。

【制　　作】将黑木耳洗净，大枣去核，加水适量，煮半小时左右。

【用　　法】每日早、中、晚各服用 1 次。

【功　　效】补气益血。适用于月经量少者。

（小杏叮嘱）

小杏：您平时还应该注意以下几点。

（1）注意保暖：避免过冷、过热引起机体内分泌紊乱而致月经量发生变化。

（2）膳食调节：月经量过多的女性需增加铁的摄入量，多食瘦肉、猪肝等。月经量过少的女性注意多吃有滋补功效的食物，如大枣、红豆等。

小杏：如果经过上述调整，仍不能改善症状，建议您及时就诊。

专家提醒

（1）月经量的变化是更年期综合征常见的症状之一，月经量出现变化要积极就医。必要时应进行血液系统的检查及妇科 B 超检查、子宫内膜活检等。

（2）近年来，围绝经期功能性子宫内膜出血的发病率居高不下，该病易反复发作，多发生于 41~55 岁女性。西医治疗以激素治疗、刮宫及子宫切除为主，药物治疗效果一般，不能有效改善出血症状；手术治疗创伤较大，患者不易接受，具有一定的局限性。临床研究显示，中医药学在该病治疗中具有明显的优势。中医补肾活血法可有效减轻患者出血的症状，且安全性较高，现已在临床得到高度认可。

第二节　经期不规则

42 岁的李阿姨最近出现月经周期紊乱，经期长短不一，出血量时多时少。护士朋友建议她到医院咨询李医生，李医生诊断为更年期月经先后不定期，但建议她暂时不用药物治疗，并推荐她

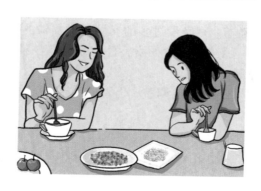

去中医护理门诊咨询小杏护士。

 小杏答疑

李阿姨：李医生说我这种情况是更年期月经先后不定期，但暂时不需要药物治疗，怎么会这样？

小杏：月经先后不定期指月经周期提前 7~10 日或者延后 7~14 日，持续 3 个周期以上。患者应重视，予以及时正确的处理后月经量一般可恢复正常，处理不及时或方法不当有可能发展成闭经或崩漏。

李阿姨：我最近还感到乏力，注意力不集中，工作效率低，莫名地易怒、紧张，有时还想哭，这些都是月经先后不定期导致的吗？

小杏：这是典型的更年期症状，您不用太紧张，李医生已帮您排除器质性病变。您这是由于工作压力太大、肝气郁滞、脾肾亏虚，冲任气血不调，从而出现更年期月经先后不定期。注意补肾疏肝，补养脾胃，上述症状就能逐渐得到改善。

 小杏支招

妙招一：五行音乐疗法

【主要功效】补肾疏肝，安神。
【代 表 作】《百鸟朝凤》《卡门》等。

妙招二：穴位按摩

【操作方法】患者取仰卧位，用手掌按揉小腹（拇指重点按揉中脘穴和气海穴），力度适中，每日 3 次，每次 20 分钟；患者取俯卧位，两掌分推腰背部，掌根按揉脊柱两侧（重点按揉肝俞穴至大肠俞穴及腰骶部），来回推按 3~5 次，拇指按压肝俞、肾俞穴。

【穴位定位】

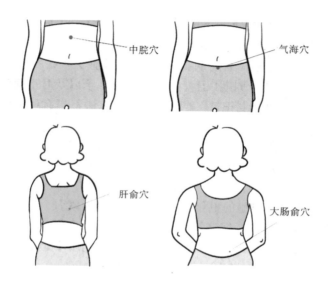

中脘穴

气海穴

肝俞穴

大肠俞穴

妙招三：气功运动

【操作方法】

（1）提肛：闭口用鼻吸气，并提肛门括约肌10~20次。

（2）按腿：弯腰用双手按膝盖，左右各10~20次。

（3）上肢内旋：上肢交叉内旋10~20次。

（4）抬腿后退10~20次。

（5）上肢下垂，立正姿势或两腿稍分开，握掌，双臂伸直向下50~100次。

（6）走动伸展散步，做呼吸功动作。做完上述动作后，离开原地，随意走动伸展上肢散步。

小杏食谱

1. 四汁粥

【原　料】粳米 50 克，生地黄汁 40 克，鲜藕汁 40 克，鲜益母草汁 10 克，生姜汁 2 克，蜂蜜适量。

【制　作】用粳米熬粥，煮熟后加入生地黄汁、鲜藕汁、鲜益母草汁、生姜汁，继续熬煮 15 分钟。

【用　法】加蜂蜜温热服，每日 1 剂。

【功　效】滋阴养血，消瘀调经。适用于月经先期患者。

2. 大枣益母茶

【原　料】大枣、益母草各 20 克，红糖 10 克。

【制　作】将大枣、益母草放入锅中，加水 650 毫升，浸泡 30 分钟，武火煮沸，转文火煎 30 分钟，取汁加红糖调服。

【用　法】每日 1 剂，早晚温服。

【功　效】温经养血，祛瘀止痛。适用于月经后期患者。

 小杏叮嘱

小杏：您平时还应该注意以下几点。

（1）注意个人卫生，尤其是经期卫生，每日清洗外阴部，选择质地柔软、棉质的内裤，勤换洗内衣裤。选择合适的避孕方式，以防激素水平改变而导致月经先后不定期。

（2）注意保暖，注意饮食有节，少食冰冷的食物，避免体内寒凝瘀滞，加重症状；多食新鲜蔬菜、水果，适当摄入高蛋白、含铁丰富的食物，如鱼、虾、羊肉等；多饮水，保持大便通畅。

（3）保持心情舒畅，劳逸结合。月经期间避免从事剧烈运动，进行适量柔和且运动强度小的运动，促进月经血畅通，盆腔血液循环正常；非月经期应加强锻炼，比如散步、做有氧运动、打太极拳等。

小杏：如果经过上述调整，仍不能改善症状，建议您及时就诊。

 专家提醒

（1）月经先后不定期主要是肝肾功能失调，冲任功能紊乱失常所致。要注意科学调理，注重肝、脾、肾的调养，慎用调经养颜的保健品。

（2）要排除凝血功能障碍、血小板减少、白血病、盆腔炎、附件炎、子宫内膜炎、子宫肌瘤、子宫颈癌、子宫内膜癌等疾病。

第三节　尿失禁

今日小杏回家，小杏的妈妈孙阿姨正在厨房准备晚餐，大概是辣椒气味的刺激，孙阿姨打了个喷嚏，然后就脚步飞快地走向厕所。

小杏见状，想到今天护理门诊来了几个更年期尿失禁的患者，陷入了沉思，难道自己的妈妈也出现了这种情况……孙阿姨从厕所出来，小杏问道："妈，您刚刚怎么了？"孙阿姨面露难色，回答道："女儿啊，妈妈最近老是憋不住尿，有时候咳嗽或者打喷嚏尿就出来了，上次跟你李阿姨出门的时候也这样，真是太尴尬了。"小杏一脸愧疚地说："妈妈，您不要担心，先去做检查，然后咱们积极治疗。"

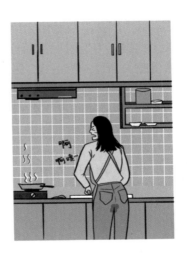

　　小杏跟孙阿姨从诊室出来后，孙阿姨一脸愁容，刚刚医生告诉自己是更年期压力性尿失禁，但是现在情况还不是很严重，跟小杏交流了一些内容之后，建议采用一些中医的治疗方法，不良反应小，可操作性高。

小杏答疑

　　孙阿姨：医生说的压力性尿失禁到底是怎么一回事呀？他说很多更年期女性都有这个毛病是吗？

　　小杏：是的，妈，别担心。压力性尿失禁是指尿液在突然增加腹压时不由自主地流出，不受主观意识的控制，绝大部分患者是由于阴道分娩时盆底组织损伤、多产或者绝经后女性激素分泌下降等，使盆底肌肉组织松弛，根据患者的主观感受，压力性尿失禁分为3级。

　　孙阿姨：哪3级呀？

　　小杏：第一级是仅在重度的压力下（如咳嗽、打喷嚏、抬重物时）才有小便失禁；第二级是在走路、站立、购物时等轻度压力状态下发生的小便失禁；第三级是不管做什么活动或保持什么姿势都会有尿失禁的现象。根据压力性尿失禁的分级，治疗方案分别有非手术治疗和手术治疗。而针对第一级、第二级患者以非手术治疗为主，非手术治疗方法有：生活方式干预性治疗、子宫托、药物治疗等，但是，这些处理方案均存在各自的局限性。其实有很多中医治疗方法很不错，您在家就可以做。妈，您的情况属于第一级，您不要太焦虑了。

孙阿姨：有哪些办法，你快给我说说呀？

小杏：行行行，您可要认真学哦。

 小杏支招

妙招一：穴位按摩

【操作方法】 按摩长强、会阴穴，保持屈膝左侧卧位，呼吸顺畅均匀，用双手食指，对准穴位轻轻按压，力量由轻至重，直到感到局部酸胀为止。会阴穴和长强穴各按压 100 次，每次按压需间隔 5 秒左右。上述操作后，继续以揉法结束。

【穴位定位】

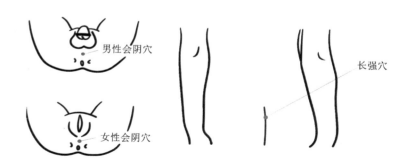

男性会阴穴

女性会阴穴

长强穴

妙招二：中药外敷

【操作方法】 用生黄芪 30 克、补骨脂 30 克、桑螵蛸 15 克、菟丝子 120 克、肉桂 6 克等药物研为细末，自制成固泉贴，贴于神阙、关元、命门等穴位治疗压力性尿失禁。

【穴位定位】

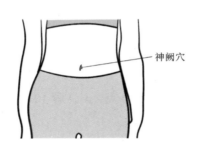

神阙穴

妙招三：盆底肌训练

【操作方法】

(1)膀胱训练：嘱患者自觉延长排尿时间。

(2)定时饮水和排尿：患者饮水后 2~4 小时定时排尿，鼓励排尿。

(3)行为干预：对生活环境进行改造，以舒适、便利为准。使用隔尿垫的患者需要定时检查并及时更换尿垫。

妙招四：排尿功能训练

【操作方法】 由脐至膀胱底顺次推移进行手法按摩，刺激膀胱收缩，促进排尿。

【操作图解】

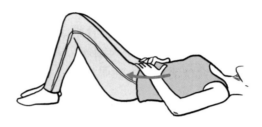

 小杏食谱

1.温肾三粉

【原　　料】巴戟天 20 克，肉苁蓉 100 克，覆盆子 100 克，黄酒适量。

【制　　作】捣为细末。

【用　　法】用黄酒送服，每次 3 克，每日 2 次。

【功　　效】适用于夜尿症、各种原因引起的遗尿及小便失禁患者。

2.萝卜白蜜盐汤

【原　　料】萝卜 1 个，白蜜 30~60 克，盐汤适量。

【制　　作】1 指厚的萝卜片 4~5 片，用白蜜腌 15 分钟，放在铁片上，慢火烤干，再加入白蜜反复烤炙，令香熟，不可焦。

【用　　法】待冷却后以盐汤送服。

【功　　效】适用于尿失禁患者。

小杏叮嘱

小杏：日常生活中您还需要注意以下几点。

(1)戒烟：研究认为吸烟者尿失禁发病率高于不吸烟者，可能与长期吸烟引起的慢性咳嗽有关。

（2）体育锻炼：一般认为经常参加体育锻炼有助于预防老年性尿失禁。注意：剧烈运动可能引起盆底组织支持力薄弱，反而容易诱发尿失禁。

（3）降低体重：研究发现肥胖，特别是腹型肥胖是发生尿失禁的危险因素。降低体重对预防和治疗尿失禁都是有益的。

（4）避免便秘：长时间下蹲会增加盆底肌肉的负荷。长期便秘可能导致盆底肌肉支持组织松弛，引起尿失禁。

如果症状加剧，应及时就医，采取新的治疗方案。

小杏：如果经过上述调整，仍不能改善症状，建议您及时就诊。

 专家提醒

压力性尿失禁的治疗如下。

（1）体育锻炼：女性进入更年期以后，可在医生的指导下坚持体育活动，增强体质，防止疾病的发生和发展。同时还要加强盆底肌肉及尿道括约肌的锻炼，每天进行提肛收缩及放松运动，约有 2/3 的患者症状可以改善。

（2）药物治疗：主要采用增加尿道内压力的药物，如麻黄碱、丙咪嗪等，以及加强尿道关闭度的药物，如雌激素类药物（如意泰丽）。

（3）手术治疗。

第四节　尿频、排尿困难

周阿姨今天约了李阿姨一起去逛商场，刚进大门就面露难色，问导购洗手间的位置。女卫生间排队的人很多，周阿姨只能向前面排队的人请求让自己插个队，大家看她满脸的歉意和着急，纷纷表示理解。

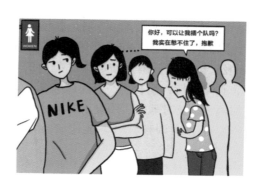

上完洗手间出来，周阿姨向李阿姨诉苦，"哎，这人啊真是年纪大了，现在出个门都不方便，时时刻刻在找洗手间，好不容易找到了吧，又感觉排尿很困难，需要用力才能解尽，跟我老公说，他又觉得我是小题大做，这可怎么办啊？"

李阿姨回答道："我也是一样，老是想要解小便，有时候太劳累了或者下蹲的时候，还会外溢出来呢。听我一个朋友说中医护理对这方面治疗有经验，要不我们一起去瞧一瞧？"

 小杏答疑

周阿姨：小杏啊，我最近老是要解小便，但又解不干净，这是怎么回事啊？

小杏：周阿姨，您这是女性尿道综合征。女性尿道综合征包括尿频、尿急、尿痛、下腹坠胀、排尿困难而无膀胱、尿道器质性病变及明显菌尿。发病原因尚不完全清楚，目前西医治疗较为棘手。

周阿姨：那为什么会这样呢？

小杏：更年期女性的内分泌状态发生变化。由于卵巢功能下降，体内雌激素分泌失调，可引起膀胱颈、尿道等组织功能发生变化，从而出现下尿路刺激症状，比如尿频、排尿困难等。周阿姨您不要过于担忧，我们在治疗下尿道症状的同时，也会治愈更年期综合征。

 小杏支招

妙招一：腰部按摩

【操作方法】两手掌对搓至手心发热后，放至腰部，上下按摩腰部，至有热感为止。可早晚各 1 遍，每遍约 200 次。此运动可补肾纳气。两手握拳，手臂往后用两拇指的掌关节突出部位，自然按摩腰眼穴，向内做环形旋转按摩，逐渐用力，至有酸胀感为好，持续按摩 10 分钟左右，早、中、晚各 1 次。腰为肾之府，常做腰眼按摩，可防治绝经期女性因肾亏所致的关节酸软疼痛等。

【穴位定位】

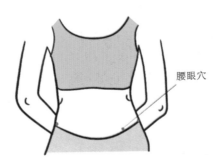

腰眼穴

妙招二：隔盐灸

【操作方法】用纯净干燥的精制食盐填敷脐部，使其与脐平，上置艾炷施灸，如患者稍感灼痛，即更换艾炷，也可在盐上放置姜片后再施灸。此法有回阳、救逆、固脱之功，一般可灸 3~7 壮。

妙招三：中药外敷

【操作方法】每晚临睡前用热水袋（用毛巾包裹以防烫伤）或中药外敷包（如五苓散：茯苓 180 克，泽泻 300 克，猪苓 180 克，肉桂 120 克，白术 180 克）在膀胱区热敷 1~2 小时。10~14 日为 1 个疗程。

 小杏食谱

1. 绿豆粥

【原　　料】绿豆 50 克，粳米 50 克，白糖 10 克。

【制　　作】将绿豆洗净，用水浸泡 8 小时，武火炖沸后改用文火煮至绿豆破裂，加入粳米继续熬煮至烂。加入白糖。

【用　　法】每日 2 次，每次 1 碗，作早餐及午后点心食用。夏季可作冷饮食用。

【功　　效】清热解毒，止渴利尿。适用于小便不通、小便淋漓不尽的患者。

2. 鸭肫皮粥

【原　　料】粳米 50 克，鸭肫皮 1 只，白糖 10 克。

【制　　作】将鸭肫皮洗净，用文火炒黄或焙干，研为细末备用。粳米煮粥，成粥后加入鸭肫皮粉，再煮沸，食用时加白糖调味。

【用　　法】每日2次，每次1碗。作早、晚餐，温热食用。
【功　　效】消积化滞。适用于小便频数的患者。

小杏叮嘱

小杏：日常生活中您还需要注意以下几点。

(1)要积极参加适当的体育锻炼，增强体质，增加抵抗力。

(2)平素多饮水，有尿意时，尽量延迟排尿，逐渐增加单次排尿量。

(3)参加自己喜欢的活动，分散注意力，提高尿感阈值。

(4)保持外阴清洁，要穿宽松、棉质内裤。

小杏：如果经过上述调整，仍不能改善症状，建议您及时就诊。

专家提醒

(1)女性尿道综合征的发生可能与年龄有关，女性尿道膀胱三角区膀胱黏膜细胞及胞核上有雌激素受体，且尿道受体浓度高于膀胱，受体与雌激素结合，维持尿道平滑肌紧张度，绝经后雌激素水平下降，膀胱颈周围的致密弹力纤维组织变为疏松无力，黏膜及黏膜下组织萎缩变薄。

(2)女性绝经后，不仅阴道黏膜萎缩变薄，尿道黏膜也萎缩变薄，由于膀胱尿道黏膜萎缩及括约肌松弛，尿道关闭功能出现不同程度的障碍，使更年期女性出现尿急、尿频及尿失禁。

(3)中药及中医治疗的不良反应小，不会产生药物依赖，对帮助更年期尿道综合征患者解除痛苦，提高生活质量，起到积极作用。

第六章

身体的变化

第一节　肥胖

　　蒋阿姨和伍阿姨来到商场购物，看到琳琅满目的漂亮衣服迫不及待要试穿。伍阿姨试穿了一件又一件都不满意，身上的赘肉让人不忍直视……

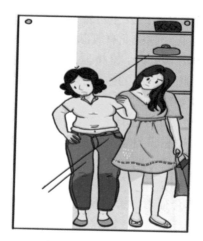

伍阿姨带着疑问找到了王医生，王医生诊断为更年期肥胖，不建议药物治疗，推荐她去中医护理门诊咨询小杏。

 小杏答疑

伍阿姨：我周围的很多朋友跟我一样，上了年纪就容易发胖，以前的衣服都穿不了。

小杏：伍阿姨，女性在更年期阶段，由于内分泌紊乱、肾上腺皮质功能亢进、雌激素不足、糖皮质激素分泌量多，增加了女性群体的脂肪储存与吸收，导致脂肪大量堆积，造成肥胖。

伍阿姨：如果肥胖没有得到控制，是不是会很危险啊？

小杏：肥胖者体内的脂肪在血管内壁、心脏内外堆积，使血管壁、心肌造成不同程度的损伤，导致高血压、脑梗、心梗等疾病发生的风险增高。

伍阿姨：那我应该怎么调理一下自己的身体状态呢？

小杏：您不妨试试简单的中医护理方法。

 小杏支招

妙招一：腰腹按摩

【操作方法】取仰卧位屈腿，用双手向上提起腹壁 2~3 厘米，按从左到右的顺序捏揉 10 次，再从右到左捏揉 10 次，然后左手按住患者腹部，手心对着肚脐，右手叠放在左手上，先顺时针方向绕脐揉腹 50 次，再逆时针方向绕脐按揉 50 次。按揉时均匀着力，使腹部感觉微微变红发热为宜。每周治疗 5 次，10 次为 1 个疗程，共 3 个疗程。

妙招二：艾灸疗法

【操作方法】选取腹部中脘、水分、天枢、大横、气海、关元穴温和灸，每个穴位灸 10~15 分钟，以局部得气，皮肤红润为度，同时配合神阙穴隔姜、隔盐灸，每次施灸 3~5 壮。艾灸的温热刺激能使局部的皮肤组织代谢能力加强，增强局部的血液循环与淋巴循环，从而起到减肥的作用。

【穴位定位】

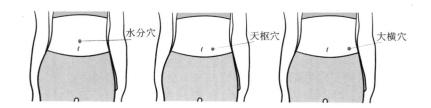

妙招三：八段锦

【操作方法】①两手托天理三焦；②左右开弓似射雕；③调理脾胃须单举；④五劳七伤往后瞧；⑤摇头摆尾去心火；⑥两手攀足固肾腰；⑦攒拳怒目增力气；⑧背后七颠百病消。可以在每日 15：00~17：00 练习 1~2 次，以练习后不感到劳累为度。

小杏食谱

1. 山楂茶

【原　　料】山楂 30 克。

【制　　作】将山楂洗净，切片后放入锅中，加水适量，煮沸 5 分钟，取汁即成。

【用　　法】代茶饮用。

【功　　效】消食化积，降脂减肥。

2. 马铃薯粥

【原　　料】马铃薯 100 克，粳米 100 克，蜂蜜 15 克。

【制　　作】将马铃薯去皮洗净，切成小块；粳米淘洗干净，同马铃薯共入锅中，加清水 800 毫升，煮熬成粥，粥成加入蜂蜜调匀即可食用。

【功　　效】健脾益胃，是减肥的理想食品。

3. 卷心菜炒牛肉

【原　　料】卷心菜 500 克，牛肉 100 克，胡萝卜 10 克，蒜 5 克，生姜 3 克，盐 4 克，绍酒 5 克，湿生粉 3 克，生油 20 克，麻油 5 克，胡椒粉 1 克。

【制　　作】①卷心菜洗净切段；牛肉沿肉纹切成片，加盐腌制入味；胡萝卜、生姜切片，蒜切成蓉。②锅下油烧热，放入姜片、牛肉，加绍酒爆香，炒至八成熟，铲起待用。③另烧锅下油，放入蒜蓉、姜片、胡萝卜、卷心菜，烹入绍酒，调入盐、胡椒粉炒至刚熟，放入牛肉，用湿生粉勾芡，淋入麻油即成。

【功　　效】健脾和胃。

 小杏叮嘱

小杏：平时您还应该注意以下几点，有利于减肥。

（1）合理安排饮食：一日三餐要有主食、肉、禽、鱼、牛奶、水果等，减少热量供应。

（2）坚持体育锻炼：体育锻炼是预防肥胖的有效手段，可以改善心脏功能，促进心脏侧支循环的形成和发生，增强呼吸系统的抵抗力。进行运动时要穿宽松衣服，合适鞋袜，运动前后多饮水，如出现头晕、气急、胸部不适时应减少或暂停运动。

小杏：如果经过上述调整，仍不能改善症状，建议您及时就诊。

专家提醒

（1）专家建议进行中等量的有氧运动，如每周至少快步行走150分钟，或者剧烈的有氧运动（如每周慢跑至少75分钟）。

（2）控制饮食。在不减少营养的前提下控制热量摄入，多吃水果、蔬菜、全谷物，尤其是那些没有经过精加工、富含纤维素的食物。

（3）生活规律：养成良好的生活习惯是很有必要的。合理的饮食结构，每餐不过饱，既能满足生理需要又能避免能量储备；若睡眠过多，热量消耗少也会引起肥胖。

第二节　皮肤变化

文阿姨最近因为皮肤问题很苦恼。感觉进了更年期以后，皮肤就开始暗淡无光、发灰、发黄、产生色斑……照镜子的文阿姨看到镜子里的自己满脸的黄褐斑，满脸愁云。为了能缓解目前的这种状况，文阿姨来到中医护理门诊咨询小杏。

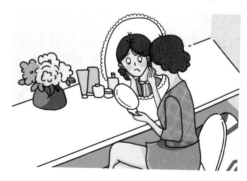

小杏答疑

刘阿姨：我以前也挺注重保养的，怎么感觉进入更年期之后，皮肤就有这么多问题呢？

小杏：这是更年期女性卵巢功能衰退、雌激素减少造成的。

刘阿姨：那我这个需要吃药吗？还是可以用其他方法调理呢？

小杏：中医讲究从内脏论治，侧重于通过滋补五脏、调理气血津液、疏通经络等措施来延缓皮肤衰老。我跟您介绍几个调理皮肤的妙招吧。

 小杏支招

妙招一：艾灸疗法

【操作方法】采用雀啄灸的方法将艾条置于百会穴，感觉微微发烫为宜，灸至百会穴有热胀感为佳。每次灸 15 分钟，每周 2 次，8 次为 1 个疗程，疗程间隔 3~5 日。艾灸百会穴可以增加脑部供血，改善面部皮肤血液的有效灌注，加速皮肤代谢，抑制黑色素形成。

妙招二：面部刮痧

【操作方法】面部刮痧每次 30 分钟，每周 1 次，用刮痧板均匀涂抹玫瑰精油于面部，进行面部穴位点按，刮痧顺序应由里到外，由下到上刮拭（承浆穴—颊车穴—听会穴—听宫穴；地仓穴—颧髎穴—下关穴—太阳穴；迎香穴—四百穴—太阳穴；睛明穴—攒竹穴—鱼腰穴—丝竹空穴—瞳子髎穴），按经络循行对重点穴位可稍稍施力，刮痧板与皮肤的角度应<15°。

【穴位定位】

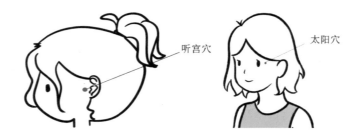

听宫穴

太阳穴

妙招三：中药外敷

【操作方法】 中药面膜睡前外敷。药物基本方：当归、丹参、桂枝、川芎、白茯苓、姜黄、白僵蚕、白芷各 10 克，研磨成粉末，用少量热水搅拌，呈糊状，涂抹在一次性面膜纸上，敷于面部，15 分钟后取下，每日 1 片。

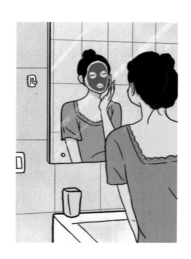

小杏食谱

1. 大枣茯苓粥

【原　　料】大枣 20 枚，茯苓 30 克，粳米 100 克。

【制　　作】将大枣洗净剖开去核，茯苓捣碎，与粳米共煮成粥。

【用　　法】代早餐食。

【功　　效】可滋润皮肤，增加皮肤弹性和光泽，起到养颜美容作用。

2. 芝麻核桃粥

【原　　料】芝麻 30 克，核桃仁 30 克，糯米 100 克。

【制　　作】同放锅内，加水适量煮粥。

【用　　法】代早餐食。

【功　　效】使皮肤变得洁白、丰润。

3. 白果奶饮

【原　　料】白果 30 克，白菊花 5 朵，雪梨 5 个，牛奶 200 毫升，蜜糖 10 克。

【制　　作】白果去壳，用开水烫，去衣，去心；白菊花取花瓣备用；雪梨去皮、切成丁。将白果、雪梨放入锅中，加清水适量，用武火烧沸后，改用文火煲，至白果烂熟后，加入菊花瓣、牛奶，煮沸，用蜜糖调味即成。

【用　　法】随意服食，可常食。

【功　　效】女性常吃此药膳，可起到祛斑洁肤、润肤增白的作用。

小杏叮嘱

小杏：日常生活中您还需要注意以下几点。

(1)皮肤清洁很重要：每天彻底清洁皮肤。在保持清洁的同时为皮肤补水，增强皮肤弹性，预防皮肤松弛。

(2)保持饮食营养均衡：暴饮暴食会加重脾胃负担，同时造成营养过剩，使皮肤不能保持正常的新陈代谢，被过度撑开失去原有弹性而松弛；节食减肥会造成皮肤营养过快流失而得不到有效补充，在皮下形成空洞，使皮肤凹陷松弛。因此，保持正常营养均衡也是预防皮肤松弛很重要的环节。

(3)注意防晒：90%以上的皮肤松弛都是过度的阳光紫外线照射所造成的。一是形成光老化；二是造成体内形成大量自由基，使皮肤被过度氧化失去弹性而造成皮肤松弛。

小杏：如果经过上述调整，仍不能改善症状，建议您及时就诊。

 专家提醒

(1)更年期是人体的一个自然老化过程，人体衰老首先表现在皮肤的老化上，表皮失去弹性、变薄、松弛、干燥，出现色素斑或长有黑色小乳头状赘生物。头面部的变化比较明显。经常保持心平气和，精神爽朗为良策。

(2)更年期可以根据不同情况在医生的指导下适当服用雌激素制剂或抗焦虑药物，来调整内分泌，保持皮肤的正常代谢，起到美容作用。维生素 C 和维生素 E 是有效的抗氧化剂，能消除体内不断产生的自由基，达到抗衰老的作用。

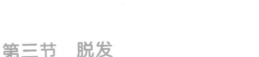

第三节 脱发

苏阿姨是一名公务员，最近在洗头时发现头发一大把一大把地掉，把水池都堵了，感到发量渐渐变少，发际线稍微后移，心里有些害怕。

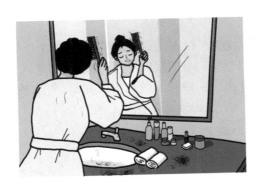

于是，苏阿姨来到医院门诊就诊，张医生诊断为更年期脱发，是更年期综合征的主要症状之一。由于苏阿姨属于轻度脱发，因此张医生建议她去中医护理门诊咨询小杏护士。

小杏答疑

苏阿姨：张医生说我这是更年期脱发，建议我来中医护理门诊治疗，你看我这是怎么了？

小杏：苏阿姨，脱发是更年期综合征的常见症状，在临床上主要表现为毛发减少，发病率男性为70%，女性为40%。每天掉50～100根头发是正常的。脱发是由遗传因素、感染、全身性疾病、内分泌障碍、神经精神因素、物理因素、皮肤病及其他因素引起的。

苏阿姨：轻度脱发可以不用管吗？那我应该怎么办呢？

小杏：治疗更年期脱发需要根据具体情况制订调理方案，如果轻度脱发并及时调理，一段时间后会缓解。但是如果脱发十分严重或者未及时进行调理，那么脱发会不断加重。您不妨试试一些简单的中医护理方法，自己在家也可以操作。

 小杏支招

妙招一：穴位按摩

【操作方法】 拇指重按百会穴和健脑穴 3 分钟。轻敲刺激上述穴位及脱发部位。用抹法，从百会穴到防老穴，风池穴到健脑穴按揉各 30 次。前额或两鬓脱发较多者，可加按头维穴，头皮瘙痒者加大椎穴，油脂分泌多者加上星穴。

【穴位定位】

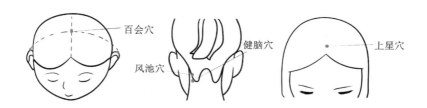

妙招二：艾灸疗法

【操作方法】 将点燃的艾条悬于百会、肾俞、神阙穴及脱发部位上进行熏灸，注意与皮肤保持 3~5 厘米的距离，每个穴位灸 20 分钟左右，至皮肤微红，以有温热感为宜，而又不至于产生灼痛和烧伤皮肤，一般每日 1 次，10 次为 1 个疗程，疗程间隔 2 日。也可以购买家用的艾灸盒，更为安全。

【注意事项】经常艾灸可预防疾病，保健强身。但对热证、实证、重要器官、大血管处、颜面部不宜施灸。

妙招三：耳部按摩

【操作方法】用75%的医用酒精清洁耳郭皮肤，等完全干燥后用手按压肺、脾、肝、肾、内分泌对应的穴位，以耳郭局部皮肤发热、发胀、发麻、微痛、酸感为度。每日按压3次，每次5分钟，双耳交替按压。

 小杏食谱

1. 芝麻黑豆浆

【原　　料】黑豆80克，花生米10克，黑芝麻10克。

【制　　作】黑豆洗净后浸泡4小时，花生米洗净后浸泡1~2小时，黑芝麻洗净待用。将泡好的材料放入豆浆机中，倒入清水，启动豆浆程序煮成黑豆浆即可。

【用　　法】早餐搭配适量饮用。

【功　　效】延缓衰老，益精血，补肝肾。适用于脱发、白发、头晕眼花、耳鸣等患者。

2. 芝麻核桃食疗方

【原　　料】核桃仁、黑芝麻各250克，赤砂糖500克。

【制　　作】核桃仁、黑芝麻共炒熟，赤砂糖加水熬至稠黏状，放黑芝麻、核桃仁，调匀冷却切块保存。

【用　　法】随时食用。

【功　　效】适用于白发、脱发，健忘不寐的患者。

小杏叮嘱

小杏：日常生活中您还需要注意以下几点。

（1）起居有节，劳逸结合。脱发常与熬夜有关，改善生活习惯和保证充足的睡眠是缓解脱发的重要手段。

（2）调理饮食。饮食应选用具有补气血、益肝肾作用的食物，如黑芝麻、黑豆、红糖、核桃等。

（3）调整情绪，避免工作或生活压力过大，适当锻炼，保持心态平和、神气清净。

（4）保持头部清洁，温水洗头，最好使用温和的洗发水。注重对头皮的保护，洗头不要过于频繁，每周2~3次即可，在洗头前先把头发梳顺，不要硬拉硬扯。

（5）尽量不要烫染头发，染烫剂有很多化学成分，容易对头发产生损伤，还有发蜡、发胶等化学制品也要尽量避免使用。

（6）每日早中晚用木质或象牙梳梳头，促进发根部的血液循环。梳头发时不要过度用力，过度用力容易拉断头发造成头皮损伤。

小杏：如果经过上述调整，仍不能改善症状，建议您及时就诊。

 专家提醒

（1）更年期脱发的发病率逐年升高，困扰着很大一部分人群，除去对生理上的影响之外，对患者心理健康也产生严重影响，增加了患者焦虑及抑郁症状发生的风险。非那雄胺和米诺地尔是美国食品及药品管理局批准的治疗用药，临床疗效显著，但会引起性功能受损及皮肤过敏症状等不良反应。中医药治疗脱发有良好的疗效且安全可靠。

（2）更年期脱发在中医治疗上多采用内治法和外治法。中医内治法主要包括柏苓生发汤、化浊生发饮、祛脂生发丸、六味地黄丸等；中医外治法主要包括针灸、中药外涂外洗、穴位按摩、耳穴贴压等。

第四节　耳鸣

梁阿姨是小学老师，最近晚上她耳朵里总会听见嗡嗡声，越是到了深夜杂音就越明显，让她很是焦躁，一闭眼就感觉有蚊子在耳边飞，晚上也休息不好，严重影响了梁阿姨的睡眠。

于是，梁阿姨找到了张医生，张医生诊断为更年期耳鸣。由于梁阿姨耳鸣程度较轻，不需要吃西药，因而张医生建议她去中医护理门诊咨询小杏护士。

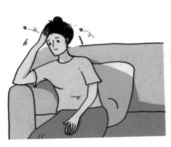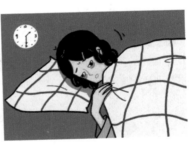

小杏答疑

梁阿姨：张医生说我这是更年期耳鸣，建议我来中医护理门诊治疗，你看我这是怎么了？

小杏：梁阿姨，更年期耳鸣是更年期综合征的主要症状之一，是指在没有任何外界声源的条件下自己感觉听到声音，如耳内有蝉鸣声、嗡嗡声等单调或混杂的响声，轻者间断发作，休息或者治疗后好转；重者如蝉鸣或如潮水的波涛声，持续不断，非常影响生活质量。耳鸣一般由内分泌失调、耳部疾病、非耳部疾病、心理因素及环境因素等造成，发生率为 15%～20%，其中 1%～3% 的人群生活质量受到严重影响，并引发抑郁、焦虑和睡眠障碍等。

梁阿姨：那我应该怎么办？

小杏：对于更年期耳鸣，首先我们要去耳鼻喉科就诊，先进行全面的检查，以排除器质性疾病。如果没有异常则不必紧张，及时调理之后会自行缓解。我们中医的调理和护理本来是一体的，您不妨试试一些简单的中医护理方法，自己在家也可以操作。

 小杏支招

妙招一：鸣天鼓

【操作方法】两掌分别紧贴于耳部，掌心将耳孔捂严，拇指和小指固定，其余 3 指一起或分指交错叩击头后枕骨部，耳中"咚咚"鸣响如击鼓。

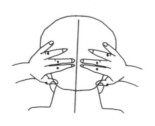

鸣天鼓

妙招二：穴位按摩

【操作方法】

（1）摩耳轮：以食指贴耳郭内层，拇指贴耳郭外层，不分凹凸高低处，相对捏揉。如果发觉痛点或结节不舒服处，表示对应的器官或肢体有病变的可能，适度捏揉。日久，痛点消失说明局部病变有好转。此法不局限操作次数，操作时间一般为 2~5 分钟，以耳部感到发热为止。

（2）点按翳风穴：将双手置于头部，拇指指尖按在翳风穴处，其他四指分散地放在耳部上方，拇指用力对凹陷处（即翳风穴）进行点按，直到出现酸胀感。每日点按数次，每次 3 分钟。

（3）按揉听宫穴：用食指按揉听宫穴数分钟至有酸胀感，每日 2 次即可，两侧同时进行。

【操作图解】

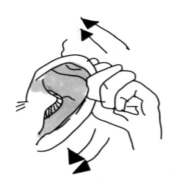

摩耳轮

妙招三：五行音乐疗法

【主要功效】缓解耳鸣，舒缓心情，帮助入睡。

【代 表 作】《春江花月夜》《汉宫秋月》《平湖秋月》《胡笳十八拍》等。

妙招四：艾灸疗法

【操作方法】将点燃的艾条悬于大椎、听宫、翳风、中渚穴位上进行熏灸，注意与皮肤保持 3~5 厘米的距离，每个穴位灸 15 分钟左右，以有温热感为宜。也可以购买家用的艾灸盒，更为安全。

【穴位定位】

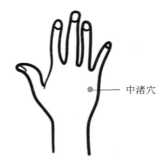

中渚穴

妙招四：中药泡脚

【操作方法】睡前用中药牛膝、当归、磁石等煎水泡脚，也可以用热水加白醋泡脚。将煎好的中药（1000 毫升）加热至 70℃，倒入盆中，把脚搁置在脚盆边熏，要防烫伤。待药液温度降至 38℃~42℃时，把双脚伸进盆中，双脚来回搓洗，不断按摩双足底的涌泉穴，直至穴位酸胀为止，然后擦干药液。每日 1 次，每次 30 分钟为宜。

小杏食谱

1. 莲子粥

【原　　料】莲子 10 克，糯米 100 克。

【制　　作】莲子煮烂，加糯米 100 克，煮粥食用。

【用　　法】搭配早餐适量饮用。

【功　　效】益精气，强智力，聪耳目，健脾胃，降血压。对于老年性耳鸣、耳聋伴高血压尤为适宜。

2. 菊花粳米粥

【原　　料】菊花 50 克，粳米 100 克。

【制　　作】先将菊花煎汤，再将菊花汤与粳米同煮成粥。

【用　　法】每日起床后食用，每周 2~3 次即可。

【功　　效】适用于中老年人眩晕耳鸣，风热头痛，肝火目赤等症。

 小杏叮嘱

小杏：日常生活中您还需要注意以下几点。

（1）劳逸结合：不要过度疲劳，日常生活中避免饮用咖啡、浓茶和酒，避免吸烟和服用其他影响睡眠的药物。

（2）减少噪声刺激：不要长期戴耳机，尽量减少在声音嘈杂的娱乐场所停留。

（3）不要掏耳朵：掏耳朵时如果用力不当，容易引起外耳道损伤、感染，导致外耳道疖肿、发炎、溃烂。

（4）要慎用或禁用对听神经有损害的药物，如具有耳毒性的抗生素。

（5）调理饮食：宜多吃莲子、桂圆、核桃、百合、山药等食物，常吃些富含铁和锌的食物如鱼、海产品、牛肉、鸡和水果、黑木耳、韭菜等，减少脂肪的摄入。

（6）调整情绪，保持心态平和。当耳鸣时可通过做其他事如读书、适当锻炼等转移注意力，以舒畅气机、怡养心神。

小杏：如果经过上述调整，仍不能改善症状，建议您及时就诊。

 专家提醒

（1）据统计，中国有耳鸣患者 1.3 亿，有 100 多万严重耳鸣患者不能正常的工作、学习和生活，有些重度患者甚至产生生不如死的感觉。耳鸣是更年期的常见病症之一，耳鸣给更年期患者身心健康带来极大的危害。

（2）耳鸣在中医治疗上多采用内治法和外治法。中医内治法主要包括聪耳通窍汤、六味地黄丸、耳聋左慈丸、补阳还五汤、侯氏黑散、乌灵胶囊等；中医外治法主要包括针灸、穴位注射、按摩导引及五行音乐疗法等。

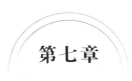

第七章

更年期常见疾病

第一节　乳腺疾病

一、乳腺增生

　　张阿姨今天早上一起床，又感觉自己双侧乳房胀痛、腰酸、背痛、怕冷、颈部不适，穿衣服时轻微摩擦都会使乳房疼痛难忍，张阿姨预感到经期将至。其实这样的状态已经持续了几年，给她的生活造成了很严重的影响，她也意识到真的不能再拖了，决定去医院看看。

　　医生了解病情后，认为是乳腺增生。本病病程长，易于复发，严重危害女性的身心健康，目前西医尚无理想的治疗方法，中医中药是临床治疗乳腺增生的主要手段，医生建议她去中医护理门诊咨询小杏护士。

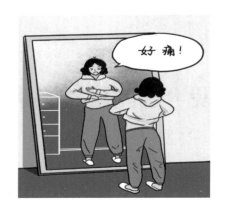

 小杏答疑

　　张阿姨：小杏，张医生说我这是更年期乳腺增生，建议我来中医护理门诊咨询，你看我这是怎么了？

　　小杏：乳腺增生症是女性多发的良性乳腺细胞过度增殖性疾病，西医认为是由下丘脑—垂体—卵巢轴内分泌功能紊乱导致的乳腺结构异常。

　　张阿姨：乳腺增生还会出现哪些症状呢？

　　小杏：还会出现乳房疼痛、乳房肿块、乳头溢液，并且月经失调患者可见月经先后不定期，量少或色淡，或色暗，或夹有血块，可伴痛经。患者常感情志不遂或心烦易怒，紧张、郁闷或劳累后症状加重。

　　张阿姨：现在医生说我暂时不需要吃药，那我该怎么办呢？

　　小杏：我给您分享一些简单的中医护理方法，自己在家也可以操作。

小杏支招

妙招一：中药外敷

【操作方法】中药热奄包外用：没药、川芎、红花、乳香、当归、透骨草、威灵仙、延胡索、半夏、陈皮、川椒、瓜蒌各 50 克，一起粉碎后筛出细粉，将 100 克药粉装入透水无纺布袋，用水调配成糊状，微波炉高火加热 3 分钟，冷却至皮肤能耐受的温度，置于患乳上，每次 30 分钟，每日 2 次。

妙招二：穴位按摩

【操作方法】通过按摩乳腺部位的穴位，使胸部气血流畅，经络疏通，乳络畅通，达到通则不痛的目的。具体方法为：患者取平卧位，注意保暖，深按章门穴 3～5 次，继之擦两胁 100 次，振膻中穴 3～5 次，抹屋翳、乳根穴各 100 次，按曲池穴，掐合谷、太冲各 3～5 次，点肝俞、脾俞、肾俞穴各 3～5 次，每次 20～30 分钟。按摩时不应触及肿块及疼痛部位。

【穴位定位】

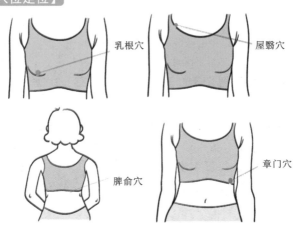

乳根穴　屋翳穴　脾俞穴　章门穴

妙招三：温和灸

【操作方法】将艾卷一端点燃，对准肩井穴或患处，距离皮肤 2~3 厘米熏灸，使局部有温热感而无灼痛为宜，一般每个穴位灸 10~15 分钟，至皮肤红晕为度。肩井穴属足少阳胆经，为手足少阳、阳维之会穴，具有舒筋活络、散结止痛之功，为治疗痈肿、瘰疬要穴。乳癖患者多有肝郁气滞的表现，本穴属胆经，有疏肝利胆之功。

【穴位定位】

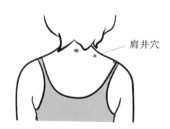

肩井穴

小杏食谱

1. 海带生牡煲

【原　　料】海带 100 克，生菜 100 克，牡蛎 100 克，姜、葱各 3 克。

【制　　作】用清水先煲海带、牡蛎 30 分钟，起锅前放入生菜、调料、香油。

【用　　法】每日 1 次。

【功　　效】软坚散结。适用于所有类型的乳腺增生患者。

2. 夏枯草当归粥

【原　　料】夏枯草、当归、香附、月季花各 10 克，大米、红糖各 15 克。

【制　　作】用大米熬煮成白粥，备用；将夏枯草、当归、香附、月季花入锅，加水适量，煎 20 分钟，取汁加入白粥、红糖拌服。

【用　　法】每日 1 次。

【功　　效】行气活血。适用于气滞血瘀化热型乳腺增生患者，表现为乳房胀痛、口苦易怒等。

 小杏叮嘱

小杏：乳腺增生在日常生活中如何防护，需要做到以下几点。

（1）定期检查。20~50 岁的女性，应定期到医院乳腺外科进行乳腺检查，根据需要做乳房超声检查、乳腺肿瘤标记等。

（2）饮食清淡。要多吃蔬菜和水果，多吃粗粮，少吃油炸食品、动物脂肪等。

（3）运动减肥。提醒朋友们日常注意多运动，防止肥胖，提高免疫力。

（4）生活调摄。保持规律健康的生活习惯。

（5）精神调理。保持良好的精神状态，树立信心。

小杏：如果经过上述调整，仍不能改善症状，建议您及时就诊。

 专家提醒

学会乳腺自我检查，正确的乳房检查：触摸时手掌要平伸，四指并拢，用最敏感的食指、中指、无名指的末端指腹按顺序轻扣乳房的外上、外下、内下、内上区域，乳房中间的乳头及乳晕区。检查时不可用手指抓捏乳腺组织，否则会把抓捏到的乳腺组织误认为肿块。在自我检查时注意，从坐位开始，如果患者双手在头上拍掌，就会出现乳头内翻、皮肤凹陷、结构形状异样，则提示乳房深处癌的可能性大。女性处于坐位时，便于检查锁骨上、下和腋下淋巴结，触诊时，要用并拢的手指触摸乳头下的区域。取仰卧位做更广泛区域的触诊，同侧乳房下垫一枕头，同侧的手举过头部，使乳房均匀地摊在胸壁上，这样手指易触到深部的乳腺肿块，应用食指、中指、无名指的掌面而不是指尖进行触诊。触诊应采取转圆圈的方式，从乳头向外横向转动，检查伸到腋下的乳腺尤其重要。乳房检查应观察乳腺的发育情况，两侧乳房是否对称，大小是否相似，两侧乳头是否在同一水平上，乳头是否有回缩凹陷，乳头、乳晕有无糜烂，乳房皮肤色泽如何，有无水肿和橘皮样变，是否有红肿等炎性表现，乳腺区浅表静脉是否怒张等。

二、乳腺癌

彭阿姨晚上洗澡时发现左乳房靠近腋窝处有一块花生大小的坚硬肿块，左乳房皮肤表面也凹凸不平。

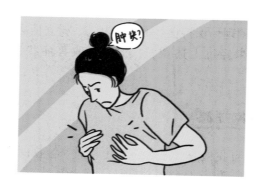

　　到医院检查后，医生确诊为乳腺癌已行手术切除。彭阿姨术后一直担心乳腺癌复发，她身边好友告诉她可以用中医方法调养下，于是来到中医护理门诊咨询相关情况。

 小杏答疑

　　彭阿姨：医生说我得了乳腺癌，还好是早期可以做手术，现在已经是术后恢复期，为什么更年期的女性更容易患乳腺癌呢？

　　小杏：乳腺癌发病率在女性肿瘤中排在首位，我国女性乳腺癌的发病高峰年龄为45～54岁，更年期女性易患乳腺癌的原因有以下几个方面。

　　(1)女性进入更年期以后，卵巢功能减退或消失，内分泌发生紊乱，易引起各种乳腺疾病。

　　(2)更年期后乳腺组织萎缩，出现纤维或脂肪组织增生，易引发乳腺疾病。

　　(3)更年期女性体内脂肪代谢易发生紊乱，过量脂肪导致雌激素和催乳素合成增多，刺激乳腺组织，导致乳腺癌。

　　(4)更年期女性的机体免疫力逐年下降。

　　(5)从精神心理因素来看，更年期女性脾气急躁、易怒，情绪紧张、抑郁。中医也认为长期郁郁寡欢的女性会因气血瘀结而患乳腺癌。

　　彭阿姨：既然更年期女性是乳腺癌高发群体，那乳腺癌有些什么症状呢？我如何判断有没有复发呢？

　　小杏：一般来讲，乳腺癌的典型体征有乳腺肿块、乳头溢液、乳晕异常等。80%的乳腺癌患者以乳腺肿块首诊。如果发现硬硬的，边缘不规则，表面欠光滑的肿块要马上到医院就诊。发现乳头溢液，乳头流出血液、浆液、乳汁、脓液的现象更应重视。彭阿姨如果发现乳头、乳晕不正常，比如乳头回缩或抬高也要引起警惕。

小杏支招

彭阿姨：我可不可以做些简单的中医护理预防乳腺癌复发吗？我能自己在家里做吗？

小杏：有一些简单的中医护理是可以在家里自己做的，我给您介绍几个中医的妙招吧。

妙招一：穴位按摩

【操作方法】取肩贞、肩井、曲池、手三里、合谷穴，每个穴位按揉 3~5 分钟，按摩频率为每分钟 30 次，每日 2 次（9：00、15：00）。

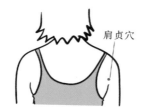
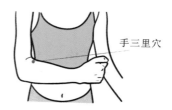

妙招二：艾灸疗法

【操作方法】取膻中、乳根、期门穴，使用现代艾灸仪，温度设定在 38℃~50℃，每个穴位灸 30~45 分钟，每次灸一到两个穴位，灸量应该循序渐进，按照身体情况逐渐增加。也可以购买家用的艾灸盒，更为安全。

妙招三：耳穴贴压

【操作方法】取耳穴神门、肝、脾、胃、皮质下 5 穴，使用王不留行贴压，采用点法、揉法、对压法、直压法等不同手法进行按摩，每个穴位按摩 2 分钟，使患者产生酸、麻、胀、痛的刺激感应，每日 2 次，连续 3 日。

妙招四：太极拳

【操作方法】进行 24 式简式太极拳康复锻炼，早晚各 1 次，每次 20 分钟左右。开始不要求动作到位，要求在练习太极拳的过程中，尽量做到思想专一，以意领形，行随意动，要求练习时呼吸与动作相互配合。

 小杏食谱

彭阿姨：那我平时吃些什么可以调养我身体呢？

小杏：彭阿姨，平时饮食中多吃水果、蔬菜、全谷类食物、禽肉和鱼，忌暴饮暴食、油腻食物，忌盐腌、烟熏、火烤和油炸的食物；忌霉变、腌腊食物。我来给您介绍几个药食同源的食疗方。

1.大枣薏苡仁粥

【原　料】薏苡仁 50 克，大枣 10 枚，糯米 100 克，红糖 15 克。

【制　作】把薏苡仁、糯米一起放入锅内，倒入 800 毫升清水，先用大火煮开后转至小火，再加入大枣，熬至米粒糊化成粥状，即可盛出食用，依照个人偏好可加红糖。

【用　法】早餐食用。

【功　效】暖脾胃，补中益气。

2.三籽三花汤

【原　料】橘核、冬瓜子、枸杞子、玫瑰花、三七花、凌霄花各等份，每味 1~2 克。

【制　　作】开水冲泡，喝到没味道即可。

【用　　法】饭后饮用。

【功　　效】疏肝解郁，预防乳腺癌。

小杏叮嘱

小杏：平时您还应该注意以下几点。

（1）建立良好的生活方式，调整好生活节奏，积极参加社交活动，保持心情舒畅。

（2）坚持科学的饮食习惯，多吃富含维生素和微量元素的新鲜蔬菜和水果，限制酒精的摄入，少吃高脂肪食品和烧烤食品。

（3）坚持体育锻炼，增强机体免疫力。选择适合自身特点的体育运动项目。

（4）尽量避免电磁辐射和接触放射线。

（5）定期进行乳腺健康普查。如果发现双侧乳房不对称、乳房有肿块或硬结、乳房皮肤水肿或凹陷、乳晕有湿疹样改变，应立即到医院乳腺科就诊。

（6）定期复查：基础治疗后的前 3 年，每 3~6 个月进行 1 次检查，接下来的 2 年则每 6~12 个月检查 1 次，此后每年检查 1 次。

小杏：如果经过上述调整，仍不能改善症状，建议您及时就诊。

专家提醒

乳腺癌患者术后康复每周应坚持进行中等强度的运动（每周 5 次，每次 30 分钟），对于恢复患者肩关节功能和预防及减轻水肿至关重要。采取循序渐进的方式：①术后 1~2 日，练习握拳、伸指、屈腕；②术后 3~4 日，前臂伸屈运动；③术后 5~7 日，患侧的手摸对侧肩、同侧耳（可用健肢托患肢）；④术后 8～10 日，练习肩关节抬高、伸直、屈曲至 90°；⑤术后 10 日，肩关节进行爬墙及器械锻炼，一般应在 1～2 个月内使患侧肩关节功能达到术前或对侧同样的状态。功能锻炼的达标要求：2 周内患侧上臂能伸直、抬高绕过头顶摸到对侧耳朵。达标后仍需继续进行功能锻炼。

第二节　泌尿生殖系统疾病

一、功能失调性子宫出血

杨阿姨最近常常愁眉苦脸的，早上起来上卫生间时发现卫生纸上还有一块鲜红色血迹，她心里默默地算了下已经超过一周了，忧心忡忡的杨阿姨马上到医院检查。"医生，我最近月经周期紊乱，每次月经量都很多，是怎么回事？""月经干净几天后还有几滴血，这正常吗？"通过一些检查，医生诊断为功能失调性子宫出血。

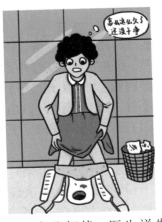

杨阿姨对"功能失调性子宫出血"有些担忧，医生说先吃些激素药物止血，避免出血过多引起贫血。吃了一段时间的激素后，杨阿姨感觉身体舒服了，但是她想去看中医门诊继续调养身体。

小杏答疑

　　杨阿姨：医生说我是功能失调性子宫出血，这就是大家说的月经失调吗？

　　小杏：功能失调性子宫出血，指由下丘脑—垂体—卵巢—子宫轴(简称 HPOU 轴)功能失调，非生殖道器质性病变所引起的，以月经失调为特征的异常性子宫出血，表现为月经紊乱，经期长短不一，经量不定，甚至大量出血，常伴有贫血。50%发生在更年期，是更年期女性较常见的疾病之一。

　　根据排卵与否，通常将功能失调性子宫出血分为无排卵型及排卵型两大类。前者主要发生在青春期及更年期；后者多见于生育期女性。

　　功能失调性子宫出血属于中医学"崩漏"范畴，崩漏多与气虚，过度劳累，饮食失节，大病、久病后，或素体阳盛，恣食辛辣，感受热邪，以及七情过极，性格抑郁，愤怒过度，经期产后余血未尽，摄生不慎，复感外邪等因素有关。

　　杨阿姨：功能失调性子宫出血有些什么症状呢？

　　小杏：功能失调性子宫出血的症状如下。

　　(1)月经周期不规则：月经周期缩短或延长，或停经与有规律的月经轮流出现。

　　(2)经期不规则：经期时长时短或表现为淋漓不断。

　　(3)月经量的改变：表现为月经量逐渐减少或经量明显增多，伴有大血块和大出血，严重者出现心慌、头晕等贫血症状。

 小杏支招

　　杨阿姨：我想知道一些中医保健方法，请你给我指导吧。

　　小杏：好的。有一些简单的中医技术操作是可以在家里自己做的，我给您介绍几个妙招吧。

妙招一：艾灸疗法

【操作方法】取隐白、大敦、三阴交、关元、百会、血海穴，每次选 2~4 个穴位，每个穴位灸 10~20 分钟，每天或隔日治疗 1 次。也可以购买家用的艾灸盒，更为安全。

【穴位定位】

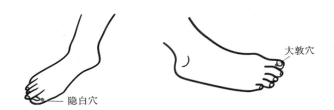

妙招二：耳穴贴压

【操作方法】取皮质下、内分泌、肝、脾、肾等耳穴。用王不留行或磁珠对准所选取耳穴贴压，边缘压紧，按揉局部以有酸、困、胀、麻感为度，轻轻揉按 1~2 分钟，每天按压 3~5 次，双耳的穴位交替使用，每隔 7 天更换 1 次耳穴。

 【小杏食谱】

杨阿姨：那我饮食上要吃些什么呢？

小杏：功能失调性子宫出血患者多伴有贫血，应补充铁剂、维生素 C 及蛋白质。注意禁食生冷食物，下面我来给您介绍几个药食同源的食疗方。

1. 三豆粥

【原　　料】黑豆 90 克，赤小豆 30 克，白扁豆 60 克。

【制　　作】将黑豆、赤小豆、白扁豆加水煮成粥。

【用　　法】正餐食用。

【功　　效】补肝肾，益精髓，健脾和胃。

2.胶七汤

【原　　料】阿胶5克，三七粉2克。

【制　　作】阿胶烊化后冲服三七粉。

【用　　法】每周2次。

【功　　效】滋阴，补气，摄血。

3.木耳红糖饮

【原　　料】木耳120克，红糖60克。

【制　　作】木耳煮熟，加红糖拌食。

【用　　法】每日1次。

【功　　效】益气止血。

小杏叮嘱

小杏：平时您还应该注意以下几点。

(1)规律作息，保持充足的睡眠，防止体力消耗过多。

(2)多食高蛋白、富含维生素及含铁量高的食物，如猪肝、鸡蛋、大枣等，避食寒凉之品。

(3)注意经期卫生，禁止盆浴，每天要清洗会阴部。

(4)对月经过多、经期延长等有出血倾向者，应及早治疗，防止病情发展为崩漏，崩漏患者，应节制房事。

(5)避免过度紧张与精神刺激。

小杏：如果经过上述调整，仍不能改善症状，建议您及时就诊。

专家提醒

（1）功能失调性子宫出血的临床特点是阴道不规则出血，本着"急则治其标，缓则治其本"的原则，治疗功能失调性子宫出血首先要止血，待血势减缓后辨证求因。

（2）中医护理技术丰富且简便，但辨证使用，方能取得最佳效果。

二、慢性盆腔疼痛

钟阿姨最近白天散步时常出现下腹部反复疼痛，伴腰酸及下坠感，有时倚靠在凳子上弯腰抱着肚子好一会儿才缓解。钟阿姨以为是年纪大了劳累过度引起，没重视。

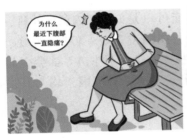
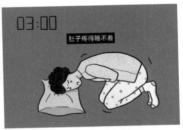

晚上睡觉时，钟阿姨又感觉下腹部及腰部疼痛，深夜时疼痛加剧，只能弯腰屈膝趴在床上，整晚难以入睡。

天一亮，钟阿姨就迫不及待地前往医院就诊，医生诊断为慢性盆腔疼痛，钟阿姨纳闷，自己怎么就得了这种病呢？由于钟阿姨没有手术指征，又不想吃药，怕有不良反应和依赖性。医生建议她去中医护理门诊咨询小杏护士。

小杏答疑

钟阿姨：医生说我这是慢性盆腔疼痛，我有时痛得睡不着觉，这是什么情况呀？

小杏：钟阿姨，不要着急，我和您解释下，慢性盆腔疼痛是指盆腔和前腹壁（脐周或脐下）、腰骶部或臀部的非周期性疼痛，持续时间达半年以上，会引起功能障碍或需要药物或手术治疗的疾病。它是女性的一种常见疾病，中医学认为慢性盆腔疼痛属于"妇人腹痛""经行腹痛""腹中痛""产后腹痛"等范畴。慢性盆腔疼痛最主要的症状是无规律的下腹部疼痛、性交痛、痛经、排尿及排便时腹痛等。

钟阿姨：我平时很注意身体，我为什么会出现慢性盆腔疼痛呢？

小杏：慢性盆腔疼痛是女性较常见的病症之一。

该病病因复杂，慢性盆腔疼痛可以是妇科、内科、外科，甚至是骨科的疾病造成的，其中妇科疾病占 20%～30%。分娩、妇科腹腔镜手术、剖宫产手术、盆腔炎性疾病、外伤等都会引起慢性盆腔疼痛。另外，激素变化、社会因素、心理因素均与其发生相关。

小杏支招

钟阿姨：我可不可以做艾灸等治疗呢？我能自己在家里做吗？

小杏：有一些简单的中医护理是可以在家里自己做的，我给您介绍几个治疗慢性盆腔疼痛的妙招吧。

妙招一：中药泡脚

【操作方法】香附 10 克，丹参 15 克，五灵脂 15 克，蒲黄 15 克，砂仁 6 克，红藤 10 克，败酱草 10 克，党参 10 克，炒白术

10 克，茯苓 10 克，桃仁 10 克，红花 6 克，炒柴胡 5 克，当归 10 克，薏苡仁 30 克，炙甘草 6 克。加 3000~5000 毫升水煮沸后再煎 15 分钟，用药水睡前泡脚 15~20 分钟，每日 1 次，连续 5~7 日。泡脚时水温以 40℃~45℃为宜。

妙招二：穴位敷贴

【操作方法】将桂枝、茯苓、川芎、牛膝、白芥子各适量研末，以凡士林调膏制成大小约 1.5 厘米×1.5 厘米，厚约 2 毫米的药饼备用。选取肾俞、次髎、归来、关元、子宫穴，每次以药饼分别敷贴于上述穴位后以透气胶带固定 4 小时以上，每日 1 次，10 日为 1 个疗程。共 2 个疗程。

【穴位定位】

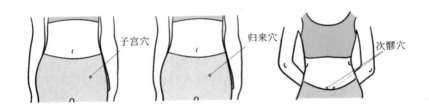

子宫穴　　归来穴　　次髎穴

妙招三：穴位按摩

【操作方法】取仰卧位，双膝屈曲，取气海穴和两侧子宫穴，用拇指指腹按压相应穴位，力度由轻到重，以有酸、胀、麻的感觉且舒适不抵抗为宜，每个穴位按摩 3 分钟，按压频率为每分钟 30 次。14 日为 1 个疗程，共按摩 2 个疗程。

【穴位定位】

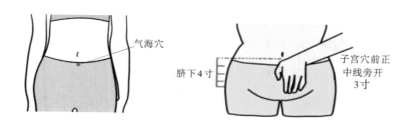

气海穴

脐下4寸

子宫穴前正中线旁开3寸

小杏食谱

钟阿姨：那我饮食上应注意什么呢？

小杏：可食用姜汤、红糖水、桂圆肉等温热性食物，不宜食用寒凉食物，如冷饮、冰冷瓜果、凉拌菜等。

荔枝核玫瑰茶

【原　料】荔枝核 15 克，玫瑰花 5 克。

【制　作】荔枝核敲碎后放入砂锅，加水煎煮 30 分钟，去渣取汁，趁温热冲泡玫瑰花。

【用　法】随意饮用。

【功　效】理气，散结，止痛。

小杏叮嘱

小杏：平时您还应该注意以下几点。

(1)注意个人卫生，保持会阴部清洁，月经期勤换卫生巾。

(2)注意避孕，避免不洁性生活，尽量避免宫腔操作。

(3)养成良好的作息习惯：早睡早起，适当锻炼。

(4)饮食应以清淡为主，多食有营养的食物。

(5)常体检，早发现。经常腰痛的女性，要注意观察自己的月经和白带是否正常。

    小杏：如果经过上述调整，仍不能改善症状，建议您及时就诊。

 专家提醒

    近年来，随着盆底康复技术的发展，盆底康复治疗技术已经不仅仅应用于盆底功能障碍性疾病，也更多地用于治疗慢性盆腔疼痛、腹直肌分离、耻骨联合分离、薄型子宫内膜、卵巢功能下降等疾病。因此，患慢性盆腔疼痛者不要慌乱害怕，一定要到正规的医院寻求专业人士的帮助。

三、附件炎

    郑阿姨长期从事伏案工作。近半个月以来，感觉白带异常增多，月经量也增多，有时候经期会延长，站立时下腹部有坠胀感。遂去医院进行检查，诊断为附件炎。但目前症状不需要吃西药和手术治疗，医生建议她去中医护理门诊咨询小杏护士。

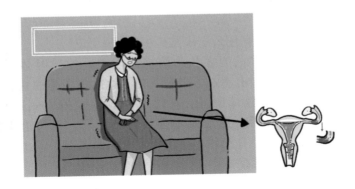

小杏答疑

　　郑阿姨：医生说我这是更年期出现的附件炎症状，建议我来中医护理门诊咨询，请问什么是附件炎？

　　小杏：输卵管和卵巢位于子宫两侧，医学上把它们合称为子宫附件，卵巢很少单独发炎，常与发炎的输卵管粘连而发生卵巢周围炎，习惯上合称为附件炎。

　　郑阿姨：什么原因会导致附件炎呢？

　　小杏：引起附件炎的病因很多，主要概括为以下几点。

　　（1）外源性病原体和内源性病原体。

　　（2）不洁性生活。

　　（3）邻近器官发生炎症也可能蔓延至附件部位，一般发生在邻近的输卵管及卵巢。

　　（4）分娩或流产后由于抵抗力下降，病原体经生殖道上行感染并扩散到输卵管、卵巢，继而整个盆腔引起炎症。

　　（5）久坐缺乏运动，经常穿着紧身裤或紧身服。

　　（6）长期应用广谱抗生素、大量应用免疫抑制剂及接受大剂量雌激素治疗等导致机体免疫力低下，造成内源性、外源性病原体机会性感染。

　　郑阿姨：附件炎有什么症状呢？

　　小杏：急性期常见的症状为腹痛和发热。发热时体温在38℃以上，发热前会有寒战、出现头痛、食欲不振等症状。腹痛多表现为双侧下腹部剧痛，有时一侧症状较另一侧严重。慢性期可有白带增多，月经量增多或经期延长，或阴道不规则出血等症状，并伴有腹胀、腹泻等消化系统症状，或出现尿频、尿急等泌尿系统症状。

小杏支招

　　郑阿姨：我可不可以做做穴位按摩等中医治疗呢，能在家里自己做吗？

　　小杏：有一些简单的中医护理技术是可以在家里自己做的，我给您介绍几个缓解附件炎的妙招吧。

妙招一：穴位按摩

【操作方法】拇指捏按太溪、中封、太冲、行间穴位各 100 次，力度稍重；单指扣拳点按中都、地机、阴陵泉、足三里穴位各 50~100 次，力度以穴位酸痛为宜。

【穴位定位】

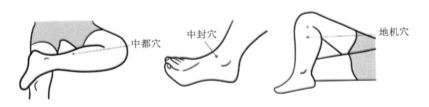

【操作图解】

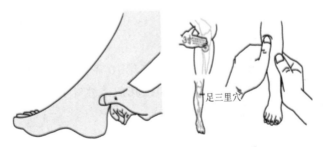

拇指捏按太溪穴，单指扣拳点按足三里穴

妙招二：中药泡脚

【操作方法】 将香附 20 克，当归 20 克，赤芍 15 克，桃仁 10 克，没药 10 克加水 2500 毫升，煮沸 15 分钟后离火，先以药液蒸气熏双脚，待温度适宜后将双脚浸泡于药液中。每次浸泡 15 分钟，每日早晚各熏洗 1 次，每剂药重复使用 2 日。

妙招三：中药外敷

【操作方法】 千年健、透骨草、艾叶、川椒、羌活、独活、血竭、乳香、没药各 60 克，续断、五加皮、白芷、桑寄生、赤芍、当归尾各 120 克。将以上药材加工成末，搅匀，每份 250 克，装入布袋（布袋由纱布缝成 20 厘米×12 厘米的长方形，一边封口，一边为可收缩拉紧的开口），隔水蒸 20 分钟，趁热外敷下腹部（脐下至耻骨联合之间）。须注意温度，以免烫伤。

妙招四：艾灸疗法

【操作方法】 选取纯艾灸条，在子宫穴予以悬灸，每次悬灸 30~45 分钟，连续 15 日。

 小杏食谱

1. 薏苡仁红花粥

【原　　料】 薏苡仁 30 克，红花 10 克，小米 100 克。
【做　　法】 先将薏苡仁和红花放入水中煎煮，去渣取汁放入小米煮粥，煮熟即食。
【用　　法】 早晚各 1 次。
【功　　效】 清热利湿活血。适用于湿热瘀滞型附件炎患者。

2.马齿苋公英粥

【原　　料】马齿苋 15 克，蒲公英 15 克，大米 100 克。

【制　　作】先将马齿苋和蒲公英放入水中煎煮，去渣取汁放入大米煮粥，熟后放入冰糖食用。

【用　　法】早晚各 1 次。

【功　　效】清热解毒。

 小杏叮嘱

小杏：日常生活中您还需要注意以下几点。

(1)注意个人卫生，保持外阴清洁干燥，勤换内裤。避免受风寒，不宜过度劳累。阴道有出血时禁止性生活。

(2)清淡饮食，忌食生、冷、辛辣刺激性的食物。

(3)附件炎容易导致身体发热，所以要注意多喝水，监测体温。

(4)避免不必要的妇科检查，若需要进行人工流产、放置节育环、分娩及其他宫腔手术时，应到正规医院去，以防交叉感染。

(5)积极彻底地治疗急性输卵管卵巢炎、盆腔腹膜炎，是预防本病发生的关键。

(6)树立信心，保持心情舒畅，积极锻炼，增强体质，提高抗病能力。

 专家提醒

附件炎如果没有及时治疗，很可能会引发其他的炎症。因此除了护理之外，女性也应该服用类似花红片、金刚藤胶囊这类清热解毒、抗菌消炎的药物。当然，用药前应先咨询医生，再选择适合自己的药物。因炎症引起的较大的输卵管积水或输卵管卵巢囊肿，可行手术治疗。

小杏：如果经过上述调整，仍不能改善症状，建议您及时就诊。

四、卵巢肿瘤

李阿姨在某省肿瘤医院被诊断为"卵巢肿瘤"，自从医生下了这个诊断书后，她感觉天塌下来一样。她时常想如果自己离开了这个世界，她常年卧床的老伴一日三餐怎么办，她的孙子上下学没人接送怎么办，想到这些，她茶饭不思，再美味的食物都如同嚼蜡，身体日渐消瘦。李阿姨的朋友刘阿姨不忍心看她这个样子，这天她对李阿姨说，人生就像打牌，如果不够幸运，难免会抓到几张"烂牌"。你现在虽然抓到了肿瘤这张"烂牌"，可是肿

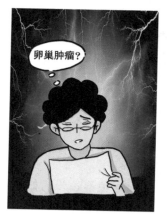

瘤并没有给你"判死刑"，反而是你悲观的生活态度正在严重影响你的身体健康。刘阿姨建议她去中医护理门诊咨询小杏护士做中医治疗，一来对身体有好处，二来可以转移她的注意力。李阿姨决定听从她的建议。

 小杏答疑

李阿姨：我现在已经是一个卵巢肿瘤患者了，癌细胞正在我的体内肆虐，可是我想不通，我一辈子辛勤劳作没有做任何伤天害理的事，为什么偏偏是我得这种病啊？

小杏：李阿姨，卵巢肿瘤是妇科常见的疾病，可发生于任何

128

左侧竖排：轻松度过更年期 —— 家庭中医护理攻略

年龄。20%~25%卵巢恶性肿瘤患者有家族史，卵巢癌的发病还可能与高胆固醇饮食、内分泌因素有关。阿姨，您刚发现肿瘤，而且还是良性的，更应该积极治疗。

李阿姨：卵巢肿瘤有什么表现呢？

小杏：初期，肿瘤较小，您可能没症状，当肿瘤增长至中等大小时，您可能会感到腹胀或扪及肿块；当肿瘤占满盆腔时，您可能出现压迫症状，如尿频、便秘、气急、心悸等。

李阿姨：那我该怎样治疗呢？治疗过程会很痛苦吗？

小杏：阿姨，您患的是良性肿瘤，治疗过程相对来说没那么痛苦。原则上卵巢肿瘤一经确诊，则首选手术治疗。较小的卵巢良性肿瘤常采用腹腔镜手术，术中会做冰冻切片组织学检查，明确肿瘤的性质以确定手术范围。

小杏支招

李阿姨：那我在等待手术的这段日子可以采取什么对身体有效的中医治疗呢？顺便可以放松下我的心情。

小杏：有的，我给您介绍一个妙招。

妙招一：五行音乐疗法

【功　　效】疏肝理气，缓解焦虑和抑郁。

【代 表 作】《寒江残雪》《江河水》《秋湖月夜》。

妙招二：中药泡脚

【操作方法】冬天来临，可以选用中药泡脚，既能改善疲乏，促进睡眠，又能补益正气。以黄芪建中汤为基本方，取黄芪、桂枝、白芍、当归、干姜、艾叶、桑枝、川芎、炙甘草等10余味中药磨成粉入袋包好，加入沸水浸泡10分钟后，再加入温水调至40℃~45℃，水量以盖住小腿二分之一为宜，足浴20~30分钟，每晚睡前 1 次。

【黄芪建中汤】方中黄芪性温，有补中益气、温通经络、促进气血运行的作用；桂枝性温，可散寒解表，温通经脉；白芍、当归有养血和营、调理阴血的功效；干姜温阳祛寒，寒消则周身及四肢得温；艾叶性温，具有温经止血、祛寒止痛、祛湿止痒等功效；桑枝能利关节，除风寒湿痹诸痛等；川芎辛温香燥，有活血行气祛瘀之效；炙甘草可调和脾胃、补气益脾、调和诸药。

 小杏食谱

1. 豌豆虾仁

【原　　料】虾仁 10 克，豌豆 15 克，葱花 5 克，食盐 5 克，胡椒粉 3 克，白糖 10 克，水淀粉 5 克，食用油 3 克。

【制　　作】将豌豆剥开，焯水，盛出备用；用食盐略微腌制虾仁；炒锅烧热后，倒入适量食用油，待六成热后，放入豌豆，翻炒 1 分钟，再放入虾仁，翻炒均匀，调入食盐、葱花，加入糖、胡椒粉，继续翻炒片刻；倒入提前备好的水淀粉，翻炒半分钟即可。

2. 滋补鲫鱼

【原　　料】鲫鱼 500 克，白萝卜 250 克，蛤蜊 250 克，豌豆苗 30 克，大葱 5 克，生姜 4 克，食盐、料酒、胡椒粉各 5 克。

【制　　作】将鲫鱼宰杀去鳞，去内脏，洗净；白萝卜洗净，切丝；豌豆苗、蛤蜊洗净；大葱洗净，切花，生姜洗净，切片；把蛤蜊放入砂锅底部，再放入鲫鱼、萝卜，加入适量清水、葱花、姜片，用大火烧开，打去浮沫，再用慢火炖至烂熟；加入食盐、料酒、胡椒粉调味，撒入豌豆苗即成。

小杏叮嘱

小杏：平时您还应该注意以下几点。

（1）放松自己的心情，可以多询问专业人士一些肿瘤的相关知识以解除你对手术的顾虑。规律饮食，饭后适当散步，保持积极向上的心态。

（2）术后应长期接受随访和监测，防止肿瘤复发。积极配合各种诊治。

小杏：如果经过上述调整，仍不能改善症状，建议您及时就诊。

 专家提醒

（1）更年期女性要加强预防保健意识，每年应进行一次妇科检查，高危人群不论年龄大小最好每半年接受一次检查，必要时进行 B 型超声检查和监测血清 CA125 等肿瘤标志物。

（2）饮食方面应避开卵巢癌的高危因素，提倡更年期女性进食高蛋白、富含维生素 A 的饮食，避免高胆固醇饮食，如多食各种鱼类、猪肉、蛋类、香蕉、苹果、南瓜等。

五、宫颈癌

今年夏天，消失了一个月的罗阿姨突然给刘阿姨打电话："你快来看看我，我受不了了，快要疯了。"这是怎么了，一向干练沉稳的罗阿姨怎么突然就病倒了，原来罗阿姨前段时间查出宫颈癌，为了不让家人担心，罗阿姨瞒着家人，一个人在医院接受治疗，幸运的是，宫颈癌发现得早，通过手术和药物治疗走出了困境。现在准备来医院复查。

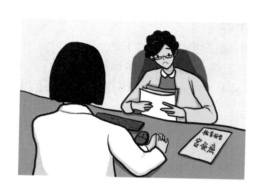

 （小杏答疑）

罗阿姨：小杏，你说我怎么就得了宫颈癌呢？

小杏：罗阿姨，我很理解您现在的心情。我国宫颈癌的发病率在女性恶性肿瘤中排名第一，是最常见及多发的妇科肿瘤。

罗阿姨：那宫颈癌主要是什么原因引起的呢？

小杏：90%以上的宫颈癌都伴有高危型 HPV 感染。当高危型 HPV 持续感染，又没有及时去医院进行检查和治疗，就有可能使正常宫颈组织发生宫颈上皮内瘤变。

罗阿姨：我现在手术也做了，医生只是交代让我定期复查，我现在想用中医来调理一下，有什么好的方法吗？

小杏：我们中医的调理和护理本是一体的，您不妨试一些简单的中医护理方法，在家里也可以操作。

（小杏支招）

妙招一：艾灸疗法联合穴位按摩

【操作方法】用艾条灸关元、气海、足三里穴，每次每个穴位灸 3 分钟，灸后以穴位处皮肤潮红、微痒、有蚁行感为宜。施灸后予右手大拇指按顺时针方向在穴位处按摩 5 分钟。每日 1 次，也可以购买家用的艾灸盒，更为安全。艾灸和按摩以上穴位有助于提高机体免疫能力，对预防宫颈上皮内瘤变复发效果良好。

妙招二：中药熏洗

【操作方法】黄连 30 克，地肤子 30 克，紫草 15 克，黄柏 30 克，百部 30 克，蛇床子 30 克，防风 20 克，花椒 20 克，冰片 15 克，以上药物加水煎 30 分钟，取汁 2500~3500 毫升，溶入冰片、枯矾，局部皮肤有破溃者去花椒，加枯矾 20 克。用时先熏后洗，每次坐浴 20~30 分钟，每日 2 次。熏洗坐浴疗法有热疗作用，有利于药物的吸收，又能清洁局部创面，促进局部组织血液循环及网状内皮系统吞噬能力，提高免疫力，促进炎性渗出物吸收。

妙招三：五行音乐疗法

【主要功效】调节精神状态、安神。
【代 表 作】《春江花月夜》。

 小杏食谱

1. 首乌生地乌鸡汤

【原 料】何首乌 60 克，生地黄 30 克，乌鸡 500 克，生姜 5 片。

【做 法】将食材洗净，乌鸡切块、生姜切片，放入瓦煲内，加水适量，文火煮 2 小时，调味即可，饮汤食肉。

【用 法】趁热服食。

【功　　效】滋阴补血。

2. 猪肝汤

【原　　料】猪肝 50 克，菠菜 50 克。

【做　　法】将猪肝洗净，切片后加入少许料酒、精盐、水拌腌片刻；菠菜切成小段，过水备用，加入植物油爆香葱姜末，加水 100 克，烧沸后将猪肝片下锅，煮沸后撇去浮沫。下入菠菜、盐，烧开即可。

【用　　法】趁热服食。

【功　　效】养肝明目，补血。

3. 人参粥

【原　　料】人参 3 克，大米 100 克，红糖 15 克。

【做　　法】人参切片，大米洗净一起入砂锅，加入适量清水，煮粥，待粥将熟时加入红糖调味，继续煮至粥熟食用。

【用　　法】每日 1 次。

【功　　效】补气固脱，健脾益肺，养血生津。

小杏叮嘱

小杏：日常生活中您还需要注意以下几点。

（1）注意个人卫生，卫生用品要清洁，月经期间禁止盆浴、性生活及游泳，内裤应柔软透气，每天换洗并于阳光下晾晒。

（2）保持心态平和，七情有度，起居有常，忌劳累，加强体育锻炼，如练气功、打太极、八段锦等，增强个人抵抗力。

（3）宫颈癌术后饮食应以补气养血为主，可选择枸杞子、桂圆、驴皮胶、甲鱼、猪肝等食物。

（4）定期复查，不适随诊。

专家提醒

（1）子宫颈癌是一种可以预防的疾病。

（2）预防性 HPV 疫苗是安全有效的。

（3）子宫颈癌前病变可以通过定期筛查及早发现和诊断治疗。

（4）所有 25~64 岁的女性都需要定期进行子宫颈癌筛查。

（5）子宫颈癌如早期发现并规范治疗，可有望治愈。

小杏：如果经过上述调整，仍不能改善症状，建议您及时就诊。

六、子宫脱垂

何阿姨，52 岁，平时小便很多，时常腰痛，休息后缓解，常年便秘，排便时肛门有坠胀感，但排便困难，大便不易解出。

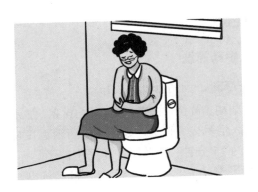

于是，何阿姨找到了张医生，张医生诊断为Ⅰ度子宫脱垂，是更年期综合征的主要疾病之一。由于何阿姨处于Ⅰ度子宫脱垂阶段，不需要吃西药，因此张医生建议她去中医护

理门诊咨询小杏护士。

 小杏答疑

何阿姨：张医生说我这是子宫脱垂，建议我来中医护理门诊治疗，你看我这是怎么了？

小杏：何阿姨，产伤、雌激素缺乏、先天发育不良、营养不良、慢性咳嗽、习惯性便秘和重体力劳动等引起腹压升加，子宫位置下降，宫颈最低点降至坐骨棘水平以下就称为子宫脱垂，中医称为"阴挺下脱"。子宫脱垂的发病率为 1%～4%，也就是说每一百位女性中就会有 1～4 个女性患有子宫脱垂。

何阿姨：那我应该怎么办？会不会越来越严重？

小杏：子宫脱垂根据子宫下降程度可分为Ⅰ、Ⅱ、Ⅲ度，对于您这种Ⅰ度子宫脱垂，临床上较多见，不需要手术。中医疗法具有无创伤、操作简单的优势，您不妨试试一些简单的中医护理方法，自己在家也可以操作。

 小杏支招

妙招一：中药熏洗

【操作方法】 中药熏洗药物：蛇床子、苦参、花椒、乌梅各 15 克，升麻、柴胡、黄芪、枳壳、艾叶各 10 克，加水 1500 毫升煮沸取药液，倒入浴具内，先熏蒸外阴，待药液温度降到 40℃ 左右时，泡洗外阴约 15 分钟，最后用干净毛巾擦干。

【注意事项】 有皮疹、异常瘙痒等过敏症状时应立即停止使用，必要时遵医嘱外涂抗过敏药膏及口服抗过敏药物。对于烫伤后皮肤局部出现水疱或溃烂者，应避免搔抓，保护创面或涂烫伤软膏、红霉素软膏等。

妙招二：耳部按摩

【操作方法】用棉签蘸取 75％ 的医用酒精清洁耳郭皮肤，等完全干燥后用手按压子宫、盆腔、外生殖器、卵巢、脾、肾、神门等耳穴，以耳郭局部皮肤发热、发胀、有麻、微痛、酸感为度，每天按压 3 次，每次 5 分钟，双耳交替按压。

妙招三：艾灸疗法

【操作方法】将点燃的艾条悬于足三里、百会、提托、气海、子宫、关元等穴位上进行熏灸，注意与皮肤保持 3~5 厘米的距离，每个穴位灸 10 分钟左右，至皮肤微红，以有温热感为宜，而又不至于产生灼痛和烧伤皮肤。也可以购买家用的艾灸盒，更为安全。

【穴位定位】

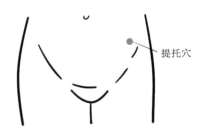

提托穴

妙招四：气功运动

【操作方法】

（1）提肛：闭口用鼻吸气提肛门括约肌 10~20 次。

（2）按腿：弯腰用双手按膝盖 10~20 次。

（3）上肢内旋：上肢交叉内旋 10~20 次。

（4）上肢内旋：抬腿后退 10~20 次。

（5）上肢下垂：立正姿势或两腿稍分开，握掌，双臂伸直向下做 50~100 次。

（6）走动伸展散步，做呼吸功动作。做完上述动作之后，离开原地，随意走动伸展上肢。

 小杏食谱

1.二麻大肠

【原　料】猪大肠 250~300 克，黑芝麻 100 克，升麻 9 克。

【制　作】猪大肠洗净，把升麻、黑芝麻纳入大肠内，两头用线扎紧，加清水适量煮熟，去升麻、黑芝麻，加调料调味。

【用　法】分次吃猪大肠并喝汤，每日 1 次，连食 10~15 日。

【功　效】补中益气，升阳举陷。适用于脾虚所致的轻度子宫脱垂伴见面色萎黄、神倦乏力、心悸气短、劳累后诸症加重者。

2.党参小米粥

【原　料】党参 30 克，升麻 10 克，小米 50 克。

【制　作】将党参和升麻水煎取汁，加小米煮为稀粥。

【用　法】每日 2 次，空腹服用。

【功　效】益气升提。适用于子宫下垂、气短乏力者。

小杏叮嘱

小杏：日常生活中您还需要注意以下几点。

（1）注意卧床休息，睡时宜垫高臀部或脚部。

（2）避免长期站立或下蹲、屏气等增加腹压的动作。

（3）适当进行身体锻炼，提高身体素质。注意加强肛提肌的锻炼，每日做 2 ~ 3 次缩肛，然后放松的动作，每次进行 20 ~ 30 次，具有加强盆底组织功能的作用。

（4）增加营养，多食有补气、补肾作用的食品，如鸡、山药、扁豆、莲子、芡实、泥鳅、淡菜、韭菜、大枣等。

（5）调整情绪，避免工作或生活压力过大，适当锻炼，保持心态平和、神气清净。

（6）性生活要节制。

小杏：如果经过上述调整，仍不能改善症状，建议您及时就诊。

 专家提醒

（1）在子宫脱垂患者中，绝经后期患者占到 61.3%。60 岁以上女性约 1/4 患有不同程度的子宫脱垂，其中 10% 无自觉症状。

（2）子宫脱垂在中医治疗上采用内治法和外治法。中医内治法主要包括中药内服（补中益气汤、益气提宫方等）；中医外治法主要包括针刺、艾灸、穴位注射、穴位埋针等。

第三节　骨骼系统疾病

一、颈椎病

徐阿姨写了一天的文案，忽然感到一阵头晕、心慌、颈部僵硬，急忙赶往医院，医生告诉她，这是长期伏案工作所引起的颈椎退行性病变。医生推荐她到中医护理门诊咨询。

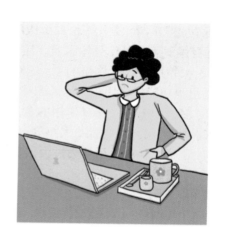

小杏答疑

　　徐阿姨：我头晕、脖子僵硬、酸胀，怎么医生说是颈椎病呢?

　　小杏：徐阿姨，您别急！您的问题，现在的白领都有。长时间伏案工作，使颈椎、腰椎处于紧张压迫状态，容易引起的颈椎病。颈椎病是颈椎长期劳损、颈椎间盘突出导致的一系列功能障碍的临床综合征。本病在中医学上属于"痹病"范畴。

　　徐阿姨：哦，那我心慌是心脏出问题了吗?

　　小杏：颈椎病患者常会有颈肩部的疼痛、酸胀、麻木、僵硬等，交感神经型颈椎病会有头晕眼花、心跳过速、胸闷等，容易和心脏病混淆，故患者出现心慌症状时，应及时到心内科就诊，以排除心脏相关疾病。

　　徐阿姨：我身边同事也有很多人有类似的症状。

　　小杏：是的，现在颈椎病是常见病、多发病，目前在全球范围内，颈椎病的患病率与发病率逐年上升，且越来越年轻化。颈椎病是日积月累所形成的，需要通过正确的方式调整、改变不良的生活习惯，日常防治很重要。

 【小杏支招】

妙招一：太极拳

【操作方法】 太极拳包括八法五步，八法是指掤、捋、挤、按、采、挒、肘、靠八个基本招式；五步是指进、退、顾、盼、定，即前进、后退、左顾、右盼、中定。可以在每日练习 1~2 次，以练习后不感到劳累为度。

妙招二：穴位按摩

【操作方法】 采用按、揉、点、压、擦等手法刺激颈部穴位，选取颈夹脊、风池、太阳、睛明诸穴，每次按摩 10~15 分钟，每日 2 次，以穴位有酸胀感为宜。

【穴位定位】

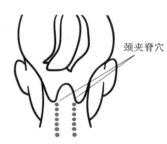

颈夹脊穴

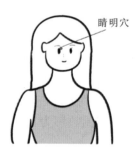

睛明穴

妙招三：颈背肌锻炼法

【操作方法】

（1）拔项法：吸气时头顶向上伸展，下颌微收，双肩下沉，使颈部后方肌肉紧张用力，坚持 3~5 秒，然后呼气放松，每组重复 5~10 次。

（2）项臂争力：两手交叉，屈肘上举，用手掌抱颈项部，用力向前，同时头颈尽量用力向后伸，使两力相对抗，随着一呼一吸有节奏地进行锻炼。

（3）仰首观天：双手叉腰，先低头看地，闭口使下颌尽量紧贴前胸，停留 3~5 秒，然后头颈仰起，两眼看天，仍停留 3~5 秒，每组重复 5~10 次。

（4）回头望月：头部转向一侧，头顶偏向另外一侧，双眼极力向后上方观望，如回头望月状，坚持 3~5 秒，每组重复 5~10 次，再进行对侧锻炼。

（5）夹脊肩动作：两肩缓慢向后收紧 3~5 秒，回位，然后双肩向上抬起坚持 3~5 秒，回位，每组重复 5~10 次。

【注意事项】每次确保用力时缓慢、均匀，避免动作过度或者骤起骤停。颈部保健操可以在每次按摩完毕后，待肌肉呈现放松状态后再进行保健操练习。

妙招四：隔物灸

【操作方法】患者取俯卧位，充分暴露治疗部位，取大椎、肩中俞、中渚等穴。在穴位处涂抹凡士林，放置姜片，将点燃的艾灸条置于穴位上进行熏灸，并防止烫伤，每次灸 15 分钟，至皮肤微红，以有温热感为宜。

【穴位定位】

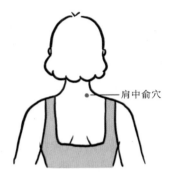

肩中俞穴

 小杏食谱

1. 当归大枣煲羊肉

【原　　料】羊肉 500 克，阿胶枣 20 克，当归 20 克，桂圆肉 10 克，枸杞子 10 克，盐、姜各适量。

【制　　作】羊肉去腥焯水，捞起过冷水沥干备用，大火煲汤，把准备好的食材放入锅内，大火煲汤 30 分钟后转小火慢炖 5 分钟。

【用　　法】午后服用。

【功　　效】行气活血，祛风散寒。

2. 桂圆莲子汤

【原　　料】桂圆 8 粒，莲子 3 克，冰糖 10 克。

【制　　作】莲子泡发去芯，桂圆去壳，将莲子、桂圆放入砂锅，大火煮开后转小火慢炖 20 分钟，再加入冰糖煮 5 分钟。

【用　　法】饭前服用。

【功　　效】活血化瘀，补益气血。

小杏叮嘱

小杏：日常生活中您还需要注意以下几点。

（1）避免长时间低头劳作，伏案工作时应每隔1小时活动下颈部，如仰头或将头枕靠在椅背上转动头部。

（2）睡眠时应保持头颈部在一条直线上，避免扭曲，枕头长要超过肩，不宜过高，为握拳高度（平卧后），侧卧时枕头高度一拳半为佳，避免颈部悬空。

（3）乘车、体育锻炼时做好自我保护，避免头颈部受伤。

（4）注意颈肩部的防寒保暖，避免受凉，如果出现颈肩酸痛还可以做局部的热敷来缓解疼痛。

 专家提醒

（1）当颈肩部慢性疼痛、双上肢窜痛、四肢麻木、肢体无力、胸腹部束带感、四肢肌肉萎缩、胸闷心悸时，必须要到医院就诊。

（2）当双手笨拙，不能握筷，不能系扣子或步态不稳，有脚踩棉花感时，说明存在比较严重的脊髓型颈椎病，此时需减少颈部活动，及时就诊。

如果经过上述调整，仍不能改善症状，建议您及时就诊。

二、骨质疏松

曾阿姨是单位的退休职工，最近总是感觉乏力，全身疼痛，特别是腰背部和膝关节疼痛得厉害。严重影响生活，于是来医院就诊，张医生诊断为骨质疏松症，推荐她去中医护理门诊咨询。

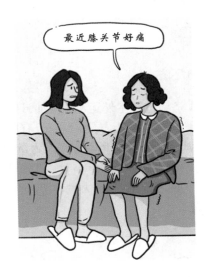

 小杏答疑

曾阿姨：张医生说我得了骨质疏松症，这到底是什么病啊？

小杏：您好！骨质疏松症是一种代谢性骨病，主要是骨量丢失与降低、骨组织微结构破坏、骨脆性增加，导致患者容易出现骨折的全身性骨病。患者会出现腰背疼痛、腰酸膝软症状，属于中医"骨痿"范畴。骨质疏松症分为原发性和继发性两大类；原发性骨质疏松又分为绝经后骨质疏松症（一般发生在女性绝经后5~10年内）和老年骨质疏松症（一般指70岁以后发生的骨质疏松）。您刚好在围绝经期，是高风险人群。

曾阿姨：那生活中哪些是诱发骨质疏松的因素呢？

小杏：不健康的生活饮食方式，如体力活动少、吸烟、过量饮酒、过多饮用含咖啡因的饮料、多吃或者不吃肉等，某些疾病，如内分泌疾病、风湿免疫性疾病等，以及影响骨代谢的药物，如糖皮

145

质激素、抗癫痫药物等都会诱发骨质疏松。

 小杏支招

妙招一：运动疗法

【操作方法】适当进行室外运动，增加日晒时间，可预防骨量丢失，还可以增加机体平衡能力及灵活性，有助于防止跌倒而减少骨折的发生。骨质疏松症预防运动方案是力量训练、健身跑和行走。每周至少进行两次训练，每次 1 小时，可先进行 20 分钟行走、跑步增氧健身运动，再进行 40 分钟力量训练(握拳、上举等)。

【操作图解】

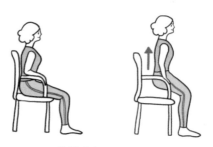

扶椅坐起的指导图

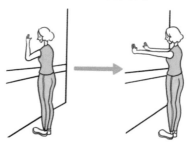

墙上压的指导图

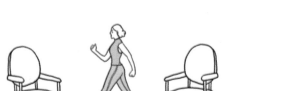

平衡行走

单双臂画圈

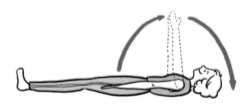

太极拳、负重上举指导图

妙招二：五行五音疗法

【主要功效】养阴，安神。

【代 表 作】《二泉映月》《梁祝》《月光奏鸣曲》。

妙招三：八段锦

【操作方法】具体练习方法包括双手托天理三焦，左右开弓似射雕，调理脾胃须单举，五劳七伤向后瞧，摇头摆尾去心火，两手攀足固肾腰，攒拳怒目增力气，背后七颠百病消。每日练习 1~2 次，以练习后不感到劳累为度。

八段锦

 小杏食谱

1. 黑豆猪骨汤

【原 料】猪骨 300 克，黑豆 30 克，桂圆 12 粒，陈皮 1 片，食盐适量。

【制 作】汤锅加入适量的水，倒入猪骨、黑豆、陈皮，煲 1.5 小时后加入盐，再煮 10 分钟即可。

【用 法】空腹食用。

【功 效】补肾壮骨，舒筋通脉，益精养血。

2. 山药大枣粥

【原 料】山药 100 克，大米 80 克，桂圆 80 克，大枣（干）80 克，冰糖 10 克，枸杞子 20 克。

【制 作】大米、山药煮粥，熟后下大枣、桂圆、枸杞子、冰糖再煮 10 分钟。

【用　　法】早餐食用。

【功　　效】健脾，和胃，益肾。

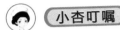 **小杏叮嘱**

小杏：日常生活中您还需要注意以下几点。

（1）调整饮食。加强营养，均衡膳食，高钙（每天 300 毫升牛奶）、低盐低脂饮食。同时要多晒太阳，适当运动，戒烟、限酒，少喝咖啡及碳酸饮料。

（2）适量补充钙剂、维生素 D。中国营养学会建议，成人每天钙摄入量为 800 毫克。

（3）生活中要保持心情舒畅，起居要注意以下几点：穿舒适防滑的鞋子，避免在人群拥挤处或雨雪天活动，上下楼梯时抓紧扶手，家中洗手间内安装扶手，采用防滑地砖，定期整理房间。

小杏：如果经过上述调整，仍不能改善症状，建议您及时就诊。

 专家提醒

（1）若存在以下一项或多项，患者应及时前往医院进行骨密度检测：①四肢或腰背酸痛；②身高较年轻时变矮≥3 厘米；③出现驼背等骨骼畸形；④一跌倒就引发骨折等。

（2）原发性骨质疏松患者定期医院复查。

第四节　内分泌系统疾病

一、糖尿病

邓阿姨最近食量大增，喜食甜品，喝水也多，小便次数频繁，体重比半年前减轻 3 千克。在女儿的劝说下，到医院检查发现餐后血糖稍高，但远达不到糖尿病的诊断，遂建议到中医门诊咨询相关情况。

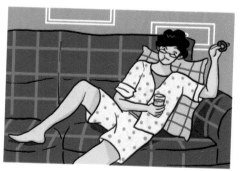

小杏答疑

邓阿姨：医生说我血糖偏高，这是为什么呢？

小杏：这是胰岛素分泌缺陷和（或）胰岛素作用障碍所致的内分泌代谢紊乱。当然，引起血糖高还有以下几个因素。

（1）更年期女性卵巢功能的衰退，雌激素、孕激素减少，促性腺激素分泌水平增高，导致自主神经功能紊乱，容易发生糖、脂肪代谢异常。

（2）不良情绪：负面情绪导致体内一些应激激素的大量分泌，而这些激素可升高血糖。

（3）不良生活习惯：不爱运动，爱吃甜食和油腻食物等。

邓阿姨：如果不控制血糖会怎么样？

小杏：长期高血糖，会引发各种并发症。

（1）急性并发症的表现：食欲减退、恶心、呕吐、多尿加重，头晕、嗜睡、视物模糊、昏迷等。

（2）慢性并发症的表现：多种感染，微血管病变基础上所致的病理如肾脏病变、眼底病变、周围神经病。

邓阿姨：我该怎么去控制我的血糖？

小杏：您不妨试试一些简单的中医护理方法，自己平时也可以操作。

 小杏支招

妙招一：穴位按摩

【操作方法】取半卧位，放松腹部，操作者右手掌按顺时针方向按摩脐部，连续按压 30 秒，每分钟 120 次。采用一指禅推法对患者关元、天枢、大横、中脘穴进行按摩，连续按压 60 秒，每分钟 150 次。最后以脐部为中心按顺时针方向按摩腹部，连续按压 30 秒，每分钟 120 次。每日 1 次，连续按摩 14 日。

【操作图解】

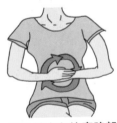

顺时针方向按摩脐部

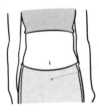

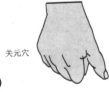

关元穴

一指禅推法按摩患者关元穴

妙招二：艾灸疗法

【操作方法】取坐位或俯卧位，选取命门穴和脾俞穴为主穴，每个穴位用温灸盒施灸 20 分钟，力度以患者有热感，但无灼痛为宜，每 10 分钟弹一次灰。施灸频率为每周 3 次，连续施灸 20 周。

【穴位定位】

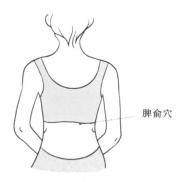

脾俞穴

妙招三：中药泡脚

【操作方法】将西瓜皮 50 克、冬瓜皮 50 克和天花粉 15 克加水 2000 毫升，煎至水剩 1500 毫升时，滤出药液，倒入泡足盆中，先熏蒸，待温度适宜时泡洗双脚，每晚临睡前泡洗 1 次，每次 40 分钟，20 日为 1 个疗程。

【功　　效】清热，祛湿，利水。

 小杏食谱

1. 萝卜粥

【原　　料】萝卜 5 个，粳米 50 克。

【制　　作】将萝卜洗净煮熟，绞汁备用。将粳米淘净，加入萝卜汁，若汁少，可加入适量水煮，米熟成粥。

【用　　法】早晚各 1 次。

【功　　效】清热养阴。

2. 三豆饮

【原　　料】绿豆 30 克、赤小豆 30 克、黑大豆 40 克。

【制　　作】将三种豆子加入锅中，加水煮至烂熟。

【用　　法】吃豆饮汤，常服。

【功　　效】清热解毒，滋养补虚。

3. 苦瓜炒青椒

【原　　料】苦瓜 500 克，瘦猪肉 200 克，青辣椒 100 克。

【制　　作】先将切好的猪肉炒至将熟，再放入洗净、切丝的嫩苦瓜(去瓤)与青椒、猪肉共炒熟，食用。

【用　　法】每日 1 次。

【功　　效】清热解毒，降低血糖。

小杏叮嘱

小杏：日常生活中您还需要注意以下几点。

(1)养成良好的生活习惯和健康的生活方式：多参加集体性活动，保持开朗、豁达、乐观的心态，劳逸结合，避免过度紧张、劳累。

(2)保持良好的饮食习惯，遵循少食多餐的原则：多食豆制品，多吃粗粮、新鲜蔬菜，少食含糖和脂肪的食品，尤其要限制动物脂肪的摄入量。

(3)增加体力活动时间和运动量，避免肥胖，运动量的大小要根据自己的身体实际情况来调节。

　　小杏：如果经过上述调整，症状没有改善，建议您及时就诊。

 专家提醒

　　（1）注意监测血糖，定期医院复诊。

　　（2）更年期女性易患糖尿病主要是雌激素减少而引起的一系列问题，必要时服用补充雌激素的药物（如意泰丽）或食物来改善内分泌环境。

二、高脂血症

　　黄阿姨喜欢吃腌制的各种肉食，还有咸鸭蛋，很少吃青菜，女儿担心不健康的饮食影响健康，于是带黄阿姨来医院检查。黄阿姨被诊断为更年期高血脂。

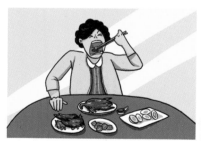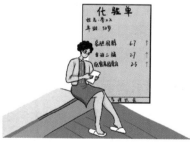

 小杏答疑

　　黄阿姨：医生说我是更年期高血脂，怎么会这样？

　　小杏：高血脂多发于老年人群，尤其是更年期女性。随着年龄增长，体内雌激素减少，高密度脂蛋白胆固醇水平降低，胆固醇、甘油三酯、低密度脂蛋白胆固醇升高。高血脂还与以下几个因素有关。

（1）不良的饮食习惯，如摄入大量的胆固醇、脂肪类食物。

（2）过量饮酒，酒精可使血液中的甘油三酯升高。

（3）吸烟，香烟中的尼古丁是一种高热量的物质，过量吸烟会使体内的热量增加，从而引发高脂血症。

（4）缺乏锻炼。

黄阿姨：我怎么没一点症状？

小杏：高血脂的表现主要是脂质在真皮内沉积所引起的黄色瘤和脂质在血管内皮沉积所引起的动脉硬化。通常情况下，多数患者并无明显症状，不少人是生化检验时才发现血浆脂蛋白水平升高。

黄阿姨：那我应该怎样去降低我的血脂？

小杏：您不妨先试试一些简单的中医护理方法。

小杏支招

妙招一：太极拳

【操作方法】太极拳是一种低强度有氧运动。练拳时身心放松，行拳中，要悬顶弛项、含胸拔背、沉肩垂肘、尾闾中正、圆裆松胯。

妙招二：穴位按摩

【操作方法】取膻中、建里、关元、气海、天枢、内关、血海、足三里、三阴交穴。每个穴位按揉 3 分钟，手法注意先由轻到重，由浅到深，再由重到轻，由深到浅，以舒适为度。

【穴位定位】

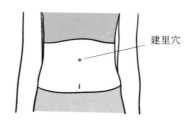

建里穴

妙招三：耳穴贴压

【操作方法】取胰、小肠、肝、前列腺对应穴位。耳郭常规消毒后，用王不留行籽常规贴压操作，轻轻揉按 1~2 分钟，每日按压 3~5 次，以耳部发红并感到发热、微痛为度，每隔 7 日更换 1 次耳穴。

 小杏食谱

1. 决明子海带汤

【原　　料】决明子 16 克，海带 150 克，盐、鸡精各适量。

【制　　作】海带切条状打成结。砂锅中水烧开，倒入决明子、海带结，烧开后小火煮 20 分钟至熟透，放入佐料调味，佐餐食用。

【功　　效】降血脂。

2. 香菇豆腐汤

【原　　料】香菇 25 克，豆腐 400 克，鲜竹笋 60 克，佐料若干。

【制　　作】将香菇去蒂切成丝以豆油略炒盛起，清水适量煮开，投入香菇丝、笋丝、豆腐丁，煮开后加盐、胡椒粉，用湿淀粉勾芡，起锅后淋上香油，佐餐食用。

【功　　效】菌菇类食物中含有嘌呤、胆碱，可降低胆固醇、减低血脂。

3. 木耳炒上海青

【原　　料】上海青 150 克，木耳 40 克，蒜末少许，佐料若干。

【制　　作】木耳切成小块焯水备用。用油起锅，放入蒜末爆香，加上海青，翻炒至熟软，放入煮好的木耳，翻炒匀，加佐料炒匀调味，倒入水淀粉，快速炒匀即可。

【功　　效】上海青含有粗纤维、胡萝卜素、B 族维生素等，可减少脂类吸收，保持血管弹性。

 小杏叮嘱

小杏：日常生活中您还需要注意以下几点。

（1）增加膳食纤维摄入，多食蔬菜、水果（山楂、苹果、猕猴桃）等，多吃鱼、鱼油及豆制品。

（2）减少脂肪和胆固醇的摄取量。

（3）保证睡眠质量，做到顺应四时，起居有常。

（4）保持轻松愉快的心态生活、工作。

（5）要注意坚持锻炼身体，以散步、慢跑等有氧运动为主。

专家提醒

（1）40 岁以上的女性应该定期检查血浆总胆固醇水平。更年期女性必要时可适当地补充雌激素，降低高脂血症的发病率。

（2）血脂异常在中医学上属于"血浊"范畴，可分为痰浊内阻证、气滞血瘀证、脾虚湿盛证、肝肾阴虚证。通过辨证论治，选用相应中药处方或中成药治疗；按照经络理论，可进行针灸治疗，包括耳针、体针、腹针等。

三、甲状腺功能亢进症

蔡阿姨今年 51 岁，近几年常感心慌，自己形容是"心突突地跳，感觉像是在打鼓"。只要这种感觉一出现，心跳一般都在每分钟 130~140 次，浑身没力气，什么事都做不了。朋友都说这是更年期症状，让她不用担心。

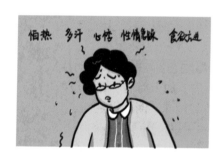

最近自觉病情加重的蔡阿姨来医院就诊，被诊断为甲状腺功能亢进症。医生给予药物治疗后，蔡阿姨症状缓解明显，后经朋友介绍，来中医护理门诊咨询。

 小杏答疑

蔡阿姨：医生诊断我得了甲状腺功能亢进症，什么是甲状腺功能亢进症呢？

小杏：甲状腺可以理解为人体的发动机，它分泌的甲状腺激素影响人体的新陈代谢、生长发育，还能提高中枢神经系统的兴奋性。甲状腺功能亢进症其实就是甲状腺激素分泌过多，造成甲状腺这个发动机超速运转，导致组织器官的新陈代谢过于旺盛，从而表现出一系列机体代谢亢进的临床症状。

蔡阿姨：那甲状腺功能亢进症和更年期综合征有什么区别呢？我朋友说我更年期到了。

小杏：更年期综合征和甲状腺功能亢进症都可能会表现为阵发性的心悸、潮红、多汗、容易激动，但还是有区别的，最主要的区别是甲状腺功能亢进症患者会有甲状腺激素水平的升高，同时，部分甲状腺功能亢进症患者会有突眼、甲状腺肿大等特异性表现。

蔡阿姨：那我现在遵医服药就可以了吗？还有其他需要注意的吗？

小杏：首先，甲状腺功能亢进症的治疗方法一定是由专业的医生制定的，主要有抗甲状腺药物、^{131}I 及手术治疗，平时生活中应保持身心愉快，避免精神刺激和过度劳累。同时，有些传统的中医护理方法您可以在家试试。

 小杏支招

妙招一：呼吸冥想法

【操作方法】 一般在睡前 30 分钟，首先选择一个舒适的姿势，双手自然地放在膝盖上，放松脸部肌肉。闭上眼睛，把注意力放在呼吸上，用鼻子呼吸。不用刻意调整呼吸，先感受自己呼吸的状态，如节奏、深浅。然后，自然、平静地呼吸，尽可能放松自己，使吸气和吐气更加平稳、安静。吸气时，想象自己正在感受大自然赋予身体的能量；吐气时，把所有紧张、浊气排出体外。最后，将注意力从呼吸上移开，静静感受这种"游离"，然后再将意识慢慢引回到呼吸上。多练习几次，逐渐适应掌握呼吸冥想法，能有效舒缓情绪，使得心情更加平静。

妙招二：穴位按摩

【操作方法】 选取三阴交、足三里、内关、水突、风池、天柱、合谷等穴位，每个穴位顺时针按揉 2~3 分钟，手法注意先由轻到重，由浅到深，再由重到轻，由深到浅。

【穴位定位】

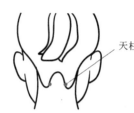 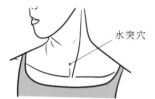

天柱穴　　　　　　　　　　水突穴

 小杏食谱

1. 青柿蜂蜜饮

【原　　料】青柿 1000 克，蜂蜜适量。

【做　　法】将青柿子洗净捣烂，放入锅中，加水适量，小火煎煮 30 分钟，煮稠后加入蜂蜜。

【用　　法】每日 2 次，每次 15 毫升。

【功　　效】滋阴平肝，清热泻火。

2. 蒲公英汁

【原　　料】鲜蒲公英 200 克。

【做　　法】将鲜蒲公英洗净，放入温开水中浸泡 10 分钟，捞出后捣烂取汁即可。

【用　　法】早晚分服。

【功　　效】清肝泻火，消瘿散结。

 小杏叮嘱

小杏：日常生活中您还需要注意以下几点。

（1）合理膳食，甲状腺功能亢进症患者机体处于高代谢状态，应该增加肉、蛋、奶等优质蛋白质的补充，多吃新鲜水果蔬菜，多饮水。避免进食含碘丰富的食物，如海带、海鱼、紫菜。

（2）做好病情的自我护理，遵医嘱正确用药，不可随意增减药物。

（3）定期复查甲状腺超声、甲状腺功能、血常规和肝功能。

 专家提醒

甲状腺功能亢进症容易复发，因此需要定期复诊、遵医嘱服药。

如果经过上述调整，仍不能改善症状，建议您及时就诊。

四、甲状腺功能减退症

吴阿姨今年45岁，平时身体健康，最近一段时间，她感觉总是提不起精神，还特别怕冷，月经也不准时。起初，家人认为吴阿姨是"春困"，都说让她好好休息，吴阿姨却说自己每天的睡眠时间都很长，但感觉怎么也睡不够。于是吴阿姨来到内分泌门

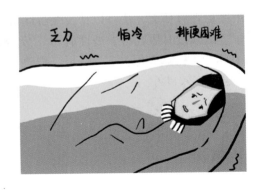

诊，经过检查，医生诊断为甲状腺功能减退症，并由中医护理门诊小杏护士解答吴阿姨的疑惑。

 小杏答疑

吴阿姨：得甲状腺功能减退症的人多吗？

小杏：根据 2015—2017 年甲状腺疾病与碘营养的流行病学调查结果，甲状腺功能减退症的患病率为 6.5%，40 岁以上的女性本病患病率更高，达 10%。甲状腺功能减退症在临床上并不少见，特别是绝经前后女性，是甲状腺功能减退症的高发人群。

吴阿姨：我还以为是更年期到了，怎样才能确诊是甲状腺功能减退症呢？

小杏：由于甲状腺功能减退症起病隐匿，进展缓慢，症状多样且缺乏特异性。中年女性患者可能会表现为月经不调甚至闭经，同时伴有情绪变化，很容易被误认为是更年期综合征。但是，甲状腺功能减退症有两大典型特征"代谢率下降（如心跳慢、畏寒、少汗、食欲不振等）"和"兴奋性减低（如寡言少语、反应迟钝、精神抑郁等）"，辨别这两点，加上甲状腺功能检查，就可以与其他疾病鉴别。

吴阿姨：中医护理有什么方法可以帮我缓解症状吗？

小杏：除了遵医嘱按时服药外，慢性病要三分治七分养，这里教给您一些具体的中医调养保健方法，可以把康复融入日常生活之中，养治结合，疗效良好。

 小杏支招

妙招一：艾灸疗法

【操作方法】将点燃的艾条悬于中脘、神阙、关元、命门、足三里、涌泉等穴位上进行熏灸，注意与皮肤保持 3~5 厘米的距离，每个穴位灸 10 分钟左右，直至皮肤微红，以有温热感为宜，而又不至于产生灼痛和烧伤皮肤。也可以购买家用的艾灸盒，更为安全。

妙招二：太极拳

【操作方法】 "动则升阳"，对于甲状腺功能减退患者，适当增加体力活动可以改善阳虚和气虚，但需要注意运动前后的保暖。对于更年期女性比较适宜的运动就是打太极拳，太极拳是一种传统功法，包括八法五步，八法是指掤、捋、挤、按、采、挒、肘、靠八个基本招式；五步是指进、退、顾、盼、定，即前进、后退、左顾、右盼、中定。每日练习 1~2 次，以练习后不感到劳累为度。

妙招三：中药泡脚

【操作方法】 将艾叶、金银花、连翘各 30 克用纱布袋包好，加水煮 30 分钟，待水温下降至 40℃ 左右，倒入蒸汽足浴盆浸泡双足 30 分钟，每日 1 次，每剂重复 2~3 次。泡脚最好在晚上睡觉前 1 小时左右进行，程度以微微出汗为佳，不可大汗淋漓，以防虚脱。

 小杏食谱

1. 茯苓山药糕

【原　　料】 茯苓、山药、芡实、莲子各 200 克，陈仓米粉、糯米粉、粳米粉各 3000 克，蜂蜜、白糖各 500 克。

【制　　作】 将前四味药研成细末，与米粉及白糖拌匀，加入少量清水混匀，压入模型中，成块脱模，上笼蒸熟。

【用　　法】当主食或零食食用。

【功　　效】健脾益气。适用于脾肾阳虚所导致的倦怠乏力患者。

2. 桂圆桑椹粥

【原　　料】桂圆肉 15 克，桑椹 30 克，糯米 100 克，蜂蜜适量。

【制　　作】将桂圆肉、桑椹、糯米洗净一同入锅，加入适量清水煮粥，待放凉后调入蜂蜜即可。

【用　　法】每日服用 1~2 次。

【功　　效】补血养肝，润肺滋肾。适用于气血虚所致的面色无华、精神差患者。

 小杏叮嘱

小杏：日常生活中您还需要注意以下几点。

（1）对于碘过量或药物引起的甲状腺功能减退者，应该在医生指导下调整剂量或者停药，平时注意个人卫生，预防感染和创伤，冬季要注意保暖。

（2）禁忌食用引起甲状腺肿的食物，如卷心菜、甘蓝、木薯等，可选择低脂肪、高纤维素、高蛋白质饮食。

（3）对于需要终身替代治疗的女性，不能随意停药或变更剂量。

小杏：如果经过上述调整，仍不能改善症状，建议您及时就诊。

 专家提醒

不是所有的甲状腺功能减退症患者都需要补碘，是否补碘取决于引起甲状腺功能减退症的原因，切忌盲目补碘，如果是地方性甲状腺肿大引起的甲状腺功能减退症，则需要适当补碘，但这种患者目前临床少见；如果是甲状腺炎症引起的甲状腺功能减退症，则临床较为多见，这类患者反而要限制碘的摄入。

五、特发性水肿

谭阿姨今年 49 岁，去年她就不明原因出现了双下肢水肿，晨起和晚睡前体重差别很明显。最近脚踝莫名其妙地肿了，肿得穿不进鞋，眼皮及面部也有轻度水肿。

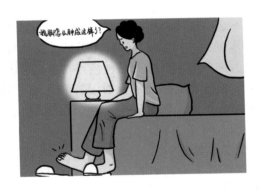

由于双下肢肿胀多在劳累、长时间活动及情绪波动后加重，休息或平卧后减轻，于是，有人说她患了肾炎，也有人说可能是肝脏或心脏出现了问题。谭阿姨听后十分紧张，遂多次就诊于多家医院，但始终诊断不明，服药亦无济于事。后来通过人介绍认识了李医生，说是特发性水肿。

小杏答疑

谭阿姨：我从去年开始出现双下肢水肿，尤其是清晨空腹和夜间睡前体重差特别明显，我这是怎么了？

小杏：您这种情况医学上称为特发性水肿，这种疾病多偏爱

20~50岁的女性。水肿多为轻中度，呈周期性可凹性浮肿，当晨起时颜面和手指发紫，有肿胀感，晚间小腿及足背部肿胀明显，浮肿的程度有轻有重，变化比较快，即使是同一个人，在一天里也有不同的变化。一般午后较晨起肿胀明显，白天尿量减少，而夜间排尿多增加，并且浮肿也可因为长时间站立、运动、食盐过多而加重。而当平卧、安静、食盐减少、冬季时会有好转，大多无严重后果，一般不会有明显的进展。

谭阿姨：您说我这是特发性水肿，那我这病要紧吗？严重吗？以后会影响我生活吗？

小杏：特发性水肿以手、乳房、臀、股、腹壁为主，水肿症状一般不严重，不会出现浆膜腔积液。水肿为可凹陷性，早晨起床时可有颜面部水肿，下午下肢水肿较为明显。女性特有的水肿被认为与性激素有关或与直立时交感神经兴奋不足，导致脑部血液供应相对不足，通过容量感受器反射引起醛固酮分泌增加有关。卧床休息，穿弹性长袜，避免精神刺激，保持情绪稳定，控制总热量及食盐的摄入即可。

谭阿姨：怎么诊断呢？

小杏：水肿的诊断要点如下。

（1）水肿与月经周期有关，一般经前期加重，常随体重增加而水肿加剧。

（2）排除其他原因所致的水肿。

（3）立卧位水试验有助于诊断。方法：嘱患者清晨空腹排尿后，于20分钟内饮水1000毫升，然后每小时排尿1次，连续4次，测量总尿量。第一天取卧位（不用枕头），第二天同法取立位（活动或工作）重复1次。结果：立位时尿量低于卧位尿量的50%以上。

谭阿姨：那有什么好的方法减轻或者彻底治疗水肿没有？

小杏：治疗水肿可以适当采用中医饮食疗法或者中医理疗

法。由于特发性水肿的发病机制不太清楚，所以目前尚无特效治疗方法，良好的心境、愉快的情绪在治疗上有一定的效果。每天食盐不宜超过 5 克，适当减少饮水量。若条件允许，可适当抬高两下肢，以免因重力关系，使体液在下肢过多滞留。可试用弹力袜和弹力绷带，以利下肢血液回流，减轻水肿。

 小杏支招

妙招一：外治法

【操作方法】 田螺(去壳)4 个，大蒜头 5 个，车前草 15 克，共捣烂做饼状，敷贴于脐部。

妙招二：穴位按摩

【操作方法】 取三焦俞、大杼、肺俞、水沟穴，每个穴位按揉 3 分钟，手法注意先由轻到重，由浅到深，再由重到轻，由深到浅，以舒适为度。

【穴位定位】

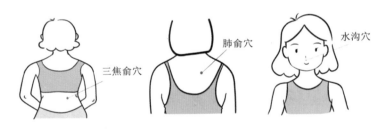

三焦俞穴 / 肺俞穴 / 水沟穴

妙招三：耳穴贴压

【操作方法】 选取卵巢、子宫、内分泌、肾、脾、肺、三焦、膀胱等耳穴，每次取 2~3 个穴位，按摩 5~15 分钟，每日或隔日 1 次，10 次为 1 个疗程。

小杏食谱

1. 鲤鱼粥

【原　　料】 活鲤鱼 1 条(约 500 克)，苎麻根 20 克，糯米 50 克，盐 3 克，葱 3 克，姜 3 克，油 10 毫升。

【制　　作】 鲤鱼洗净切片煎汤，备用；取苎麻根加水 200 毫升，煎成 100 毫升，去渣留汁，倒入鲤鱼汤中，加入糯米、葱、姜、油、盐，煮成稀粥。

【用　　法】 每日早晚趁热服用，3~5 日为 1 个疗程。

【功　　效】 温肾助阳，化气行水。

2. 冬瓜羊肉汤

【原　　料】 冬瓜 50 克，瘦羊肉 50 克，葱花、香油各适量。

【制　　作】 冬瓜、羊肉切片，先将冬瓜煮熟，再将用葱花、香油拌匀的羊肉放入冬瓜中煮沸即成。

【用　　法】 可佐餐食用。

【功　　效】 疏风宣肺，利水消肿。

3. 赤小豆粥

【原　　料】 赤小豆 150 克，活鲤鱼 1 条(约 500 克)，粳米 100 克，陈皮 6 克。

【制　　作】 赤小豆入锅先煮，取鲤鱼去鳞及肠杂后，与粳米、陈皮及先煮好的赤小豆一同熬粥。

【用　　法】 分 2 次服完，隔日 1 剂，连用数次。

【功　　效】 宣肺解毒，利湿消肿。

小杏叮嘱

小杏：日常生活中您还需要注意以下几点。

（1）特发性水肿预后良好，患者无须多虑，平时应保持情绪乐观，心境平和。

（2）控制饮食，减少碳水化合物及动物性脂肪的摄入，并宜低盐饮食。

小杏：如果经过上述调整，仍不能改善症状，建议您及时就诊。

 专家提醒

中医学上，特发性水肿的辨证分型如下。

（1）痰湿阻滞：形体肥胖，水肿与经期关系不大。全身虚浮，嗜睡，周身困重，脘闷纳呆，小便短少。舌胖淡，苔白腻，脉缓。

（2）气滞血瘀：经前及经行时肢体肿胀，月经延期或痛经，精神抑郁，胸胁胀痛或有刺痛。舌暗红或有瘀斑，脉弦或涩。

（3）脾肾阳虚：经行面目浮肿，晨起头面肿甚，月经延迟，量少色淡，畏寒肢冷，小便短少，腰膝酸软，神疲乏力，脘腹纳呆，腹胀便溏。舌淡，苔白，脉沉缓或沉弱。

（4）湿热壅盛：体胖而浮肿，伴烦热口渴。胸脘痞闷，小便短赤，或大便干结，或有潮热汗出。舌红，苔黄腻，脉滑数。

附录

　　腧穴,就是人们常说的"穴位"。腧通"输",有转输、输注的含义;"穴"即孔隙,或凹陷、空窍。所以,腧穴的本义是指人体脏腑经络之气转输或输注于体表孔隙等的特殊部位,是针灸治疗疾病的刺激点与反应点。

腧穴定位

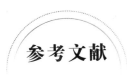

[1] 张春红.乳癌患者的自查技巧与根治术后患肢的护理[J].现代医药卫生，2004(22)：2434-2435.

[2] 马淑然，小四.女人的多事之秋——更年期，你防治了吗？[J].生命世界，2014(5)：48-53.

[3] 李七一.中医老年病学[M].北京：中国中医药出版社，2009.

[4] 赵忠新.睡眠医学[M].北京：人民卫生出版社，2016.

[5] 卞伟，张荣华.从脾论治老年性健忘症探讨[J].陕西中医，2009，30(5)：580-581.

[6] 周家璇，王浩，陈晓宇，等.中医对梅核气的认识、治疗思路和研究现状[J].中国医药科学，2012，2(22)：25-27.

[7] 焦钰.中医综合疗法治疗心悸的临床效果[J].双足与保健，2018，27(5)：184-185.

[8] 王立新，马慧娟.浅谈中医分型治疗祛除老人头晕[J].医药与保健，2014(8)：166-166.

[9] 段红蕾.中医综合治疗在腹型肥胖临床研究中的应用探讨[D].北京：北京中医药大学，2011.

[10] 袁秀芬.肥胖症食疗方[J].东方食疗与保健，2014(1)：2.

[11] 朱其杰，李勇.女性更年期皮肤瘙痒症的中医治疗[J].时珍国医国药，2008(1)：215-216.

［12］蔚志仁，贺鹏飞，杨清波，等.中医药治疗脱发研究进展［J］.中国中西医结合皮肤性病学杂志，2020，19(3)：298-300.

［13］马淑然，小四.当青春期遇到更年期：乳腺增生的烦恼——中医大有用武之地［J］.生命世界，2015(10)：60-65.

［14］安力彬，陆虹.妇产科护理学［M］.北京：人民卫生出版社，2017.

［15］贾莉，孟庆峰.慢性宫颈炎的临床诊疗进展分析［J］.中外女性健康研究，2019(2)：19-23.

［16］杨玲，张文文，孙秀娟.耳穴贴压疗法对神经根型颈椎病的护理干预研究［J］.世界最新医学信息文摘，2016，16(44)：203.

［17］荀小峰.分析饮食护理在糖尿病患者康复护理中的应用［J］.中国实用医药，2020，15(30)：178-180.

［18］唐婧一，方泓.老年常见病的中医保健知识与适宜技术［M］.上海：上海科技教育出版社，2018.

［19］赵广兰.何谓特发性水肿［J］.保健与生活，2015(1)：1.